王陇德总主编　　健康9元书系列

让宝宝的眼睛亮起来

瞿　佳　编　著

金　盾　出　版　社

内 容 提 要

本书采用通俗语言介绍了儿童时期眼部的结构和功能特点、早期发现儿童眼部异常的方法、对儿童常见眼病的家庭护理和配合要点，以及眼保健的知识。通过阅读本书，能让爸爸妈妈们在日常生活中更好地保护孩子的眼睛，也能更好地配合医生治疗。

图书在版编目(CIP)数据

让宝宝的眼睛亮起来/瞿佳编著．-- 北京 ：金盾出版社，2012．5

（健康9元书系列/王陇德总主编）

ISBN 978-7-5082-7618-2

Ⅰ．①让… Ⅱ．①瞿… Ⅲ．①小儿疾病—眼病—防治 Ⅳ．①R77

中国版本图书馆CIP数据核字(2012)第081857号

金盾出版社出版、总发行

北京太平路5号（地铁万寿路站往南）

邮政编码：100036 电话：68214039 83219215

传真：68276683 网址：www.jdcbs.cn

封面印刷：北京蓝迪彩色印务有限公司

正文印刷：北京万友印刷有限公司

装订：北京万友印刷有限公司

各地新华书店经销

开本：787×930 1/32 印张：3.25 字数：50千字

2012年5月第1版第1次印刷

印数：1～50 000册 定价：9.00元

序

随着经济的发展，时代的进步，医疗卫生水平的提高，我国疾病谱发生了很大变化，预防为主的观念也在变化。过去讲预防为主，主要是预防传染病，因为传染病是当时居民的主要死亡因素。近些年来，虽然传染病得到有效控制，可是脑卒中、冠心病、高血压、糖尿病等慢性病却成为影响居民健康的主要因素。2008 年公布的“我国居民第三次死因抽样调查结果”显示，脑血管病已成为我国国民第一位的死亡原因，死亡率是欧美国家的 4～5 倍、日本的 3.5 倍，甚至高于泰国、印度等发展中国家。《中国心血管病报告 2010》显示，目前全国有高血压患者 2 亿人，成为严重威胁我国人民健康的主要疾病。然而，我国人群高血压的知晓率、治疗率和控制率仅分别为 30.2%、24.7%和 6.1%，仍处于较低水平。高血压不仅是一个独立的疾病，也是脑卒中、冠心病、肾衰竭和眼底病变的主要危险因素。高血压患者还常常伴有糖尿病等慢性疾患。

当前，造成我国国民慢性疾病上升的主要原因有：

不健康的生活方式：除了平均寿命延长以外，另一个主要原因就是长期不健康的生活方式。不健康的生活方式助长了慢性病的高发和威胁。很多人长期大鱼大肉，摄入过多的热能，加之不良的生活习惯，如过量饮酒、吸烟、身体活动不足，导致肥胖、血管硬化等。这些都是慢性疾病的主要危险因素。

健康素养水平较低：人民的健康知识并未随着生活水平的提高而增多。中国健康教育中心（卫生部新闻宣传中心）公布的我国首次居民健康素养调查结果显示，我国居民具备健康素养的总体水平为6.48%，即每100人中仅有不到7人具备健康素养。本次调查就科学健康观、传染病预防、慢性病预防、安全与急救、基本医疗5类健康问题相关素养现状进行了分析。结果表明，慢性病预防素养水平最低，仅为4.66%。

养生保健中的误区：由于健康知识的不足，人们在养生保健中的误区也十分常见，如蛋黄里含有大量的胆固醇，血脂高的人群不能吃蛋黄；水果是零食，可吃可不吃；爬山是中老年人最好的锻炼；闻鸡起舞，中老年人晨练好处多等。这些误区不仅起不到保健的作用，而且可能造成对健康的损害。

由此可见，改变人们不科学的生活方式，提高群众的健康知识水平显得尤其重要。金盾出版社邀我组织编写一套防病治病和养生保健类的科普图书。《健康9元书系列》正是秉承了这一使命，将深奥的医学科学知识转化为通俗易懂的老百姓的语言，将科学的健康知识呈现给大家，正确指导群众的保健行为。《健康9元书系列》共50种，编写此套系列丛书的50余位作者中，既有胡大一、洪昭光、向红丁等一批全国知名的大专家，也有活跃在基层医院临床第一线的中青年专家。他们都拥有扎实的医学理论基础和丰富的临床经验。更为难能可贵的是，他们除了做好自己的医疗、教学和科研工作以外，都热衷于健康科普宣传工作，花费了大量的业余时间编写这套系列丛书。这套系列书从常见病的防治到科学的养生保健方法，从慢性疾病的营养配餐到心理保健，涉及面广，实用性强，让读者看得懂，学得会，用得上。希望通过《健康9元书系列》的出版，为我国民众的健康知识教育和健康水平的提高贡献一份力量。

中华预防医学会会长
中国工程院院士 王陇德

2012年4月于北京

前 言

每一位爸爸妈妈都希望自己孩子的双眼明亮有神、顾盼生姿。然而，随着电子化时代的来临和孩子们学习生活方式的变化，越来越多的孩子早早地就因为近视戴上了眼镜；还有很多孩子因为家长对眼睛健康的重视，通过健康体检早早地发现了斜视、弱视，从而能幸运地在合适的年龄及时地接受治疗。

儿童的眼睛有其自身特点，眼病能否早期发现和得到及时合理治疗对最终预后影响很大，作为孩子最亲近的人，爸爸妈妈是能最早发现孩子眼睛健康问题的。孩子在治疗过程中的合作和父母对医生的配合对治疗效果影响很大，有时甚至要超过医生的作用。健康的视觉功能对孩子来说是最宝贵的财富，为人父母亲了解一些孩子眼睛健康相关的知识，就显得颇为重要。

本书作为《健康 9 元书系列》丛书的一种，采用通俗的语言，详细、全面地讲述了儿童时期的一些对视觉功能影响大的眼病特点，如弱视、斜视、近视和一些先天性眼病。重点介绍了爸爸妈妈在日常生活中如何尽早发现眼睛异常，从而能尽早就医。详细介绍了作为孩子的父母，如何配合好医生治疗，成为医生眼中的好家长。强调了在孩子进行眼病治疗时，父母需要留心关注孩子的心理健康，以能让孩子更好地合作治疗。简述了父母在孩子的学习和生活中注意进行眼保健的知识要点。

温州医学院附属眼视光医院余新平、汪育文、许梅萍、卓然等医生为本书的编写做了大量工作，在此一并致谢。

瞿佳

目录

一、爸妈多用心，宝宝眼更亮

1. “小眼镜”知多少

“怎么才能在日常生活中保护孩子的视力?”“怎样可以尽早发现我家宝宝的眼睛问题呢?”面对着日益低龄化的眼镜大军和儿童眼科门诊的火暴，越来越多的家长有类似的问题和疑惑。2005 年在广州的研究发现城市儿童的视力损害发生率达到 22.3%，而其中 93%是由“近视、远视、散光”等屈光不正导致的，而且在 7～12 岁年龄段近视发生、发展更为显著。所以，正确了解和合理应对这一问题是家中父母们必不可少的功课。

2.“现代生活”造就了“小眼镜”

“我们那时都是上中学才开始近视的，哪有刚上小学就戴眼镜的？”“我们夫妻都没有近视，小孩怎么就近视了?”许多家长看着正聚精会神玩 ipad 游戏的宝贝向医生抱怨着。可是，爸爸妈妈们，我们那时候上学有这么多作业要写吗？有这么多书要阅读吗？有这么多兴趣班要上吗？放学后不知疲倦地奔跑游玩一定还深刻在你的记忆中，你肯定记得那时的天空是多么蓝，河水也是清澈的，空气中漂浮的是花香而不是汽车尾气的味道。时代变了，我们宝宝的生活、学习方式和我们的童年不啻有着天壤之别。你还在用你童年时代的记忆指导自己宝宝进行视力保护吗？那就落伍啦，知识需要更新啰！

3. 早发现才能早治疗

“戴眼镜？我记得小时候眼镜是越戴越深，还是等一等吧”；“斜弱视治疗？没听过，等大一点自己会好吧”。在一切讲究证据的现代，医学已进入了“循证医学”的时代，即：医疗处理方案是由各种科学研究结论来论证和支撑的。这时候我们不妨多看看专业人士的建议和意见。儿童时期的眼部结构和功能还处于生长发育阶段，其特点与我们成年人有很大不同。例如，视觉功能在儿童时期还处于可塑期，这时候的视觉障碍通过积极、合理的措施，能收到事半功倍的效果；相反，若等到大了再治疗，则就事倍功半甚至无效了。因此，能尽早发现眼病并积极治疗对儿童视功能保护有非常重要的作用，而这就要求家长有一双能发现问题的眼睛。

4. 儿童眼病治疗，父母配合很重要

儿童眼病治疗过程中需要父母的密切合作，以使医生的治疗措施能落在实处，如弱视儿童的戴镜、遮盖治疗；眼病儿童点用眼药水等治疗手段，都需要父母的通力合作才能成功实现。另外，部分需要密

切随诊复查的眼病，没有父母对疾病的认识和重视，没有父母对医生嘱托的理解和有力执行，是难以做到长期、按时随诊复查的。其实，家长合作与否对儿童眼病的治疗效果影响很大，一定程度上可能超过了医生的作用，只有掌握了一定专业知识的父母才能成为医生眼中的优秀家长。

5. 儿童视力低下，可防可治

良好的视觉功能对儿童健康成长的作用不言而喻，大部分儿童的视觉功能障碍通过早期发现和干预能获得良好的效果；日常生活中合理、健康用眼和科学的生活学习方式对儿童视功能的保护有重要作用。因此，父母掌握一些与儿童视力保护有关的知识，可以在生活中更好地呵护宝宝的视功能，使宝宝的眼睛更亮！

二、近视了，怎么办

1. 身边的小近视

刚上一年级的多多才 7 岁，但上课时总是挤眉皱眼的，对老师的提问总是回答得不是很好，学习成绩也不够理想。妈妈追问之下才知道女儿因为看不清楚黑板而一直苦恼，但又因为害怕戴眼镜而不敢说。到医院检查后，发现多多近视有 200°了（图 1）。

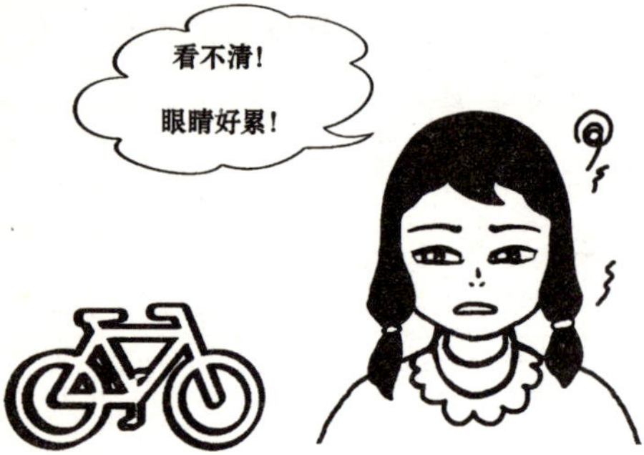

图 1

近视眼看远时不清楚，看近则相对会清楚一些。近视眼的表现可以多种多样，主要表现如下：轻度近视时，看远不清，但看近很清晰；而中高度近视者，看远看近时均不太清晰；看东西时距离近，而且喜欢眯眼、斜眼看东西；用眼后容易出现眼睛酸胀疼痛等视疲劳的表现。

2. 近视了，眼睛会有哪些变化

一般都知道得了近视会出现视力下降，主要是远的东西看不清楚，近距离的东西则影响不大。其实，近视了，眼睛也会有一些变化。要真正理解这些变化，还需要了解眼睛的结构和成像。

眼睛看东西形成“视觉”时，外界的光线经过眼睛的屈光系统（主要是角膜和晶状体）折射到眼底的视网膜上，形成一个清晰的像，再通过视神经把这些影像信息传递到大脑，大脑感知到了这一物体，就形成了视觉。其实，这个过程和照相机拍照相似（图2）。由于各种原因导致眼球变得过长或者角膜和晶状体的屈折力过大时，这时远处的光线就会聚焦成像在视网膜前面，而导致近视。所以，近视眼的眼球相对来说是太长了。

眼球壁可分为外、中、内3层。外层由角膜和巩膜组成，眼睛前面的“黑眼珠”就是透明的角膜，其余的乳白色为巩膜，主要用于保护眼球内容物。角膜的透光度、前后表面的曲率半径等直接影响了眼睛对外界光线的屈折能力，近视激光手术就是通过改变角膜表面的屈光力而达到矫正近视作用的。眼球壁的中层包括虹膜、睫状体和脉络膜。睫状体是眼睛重要的调节肌肉，看远、看近时就需要睫状体调节。脉络膜有丰富的血管和黑色素细胞，为视网膜提供营养，也为眼睛这架精密的照相机提供一个严密的“暗箱”。眼球壁的内层——视网膜，是感觉光刺激的神经组织，视网膜就如同照相机底片一样能

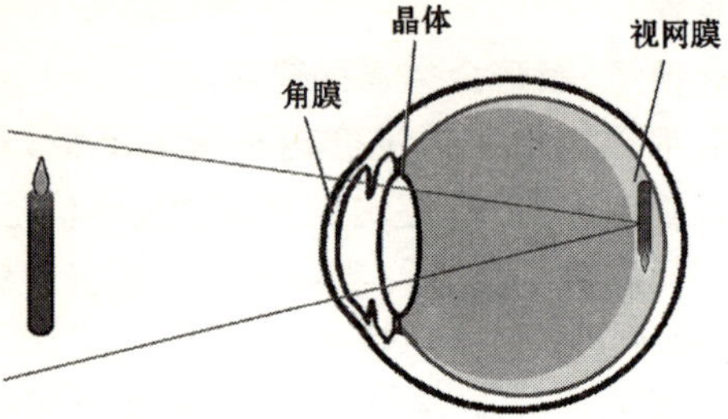

正视眼成像

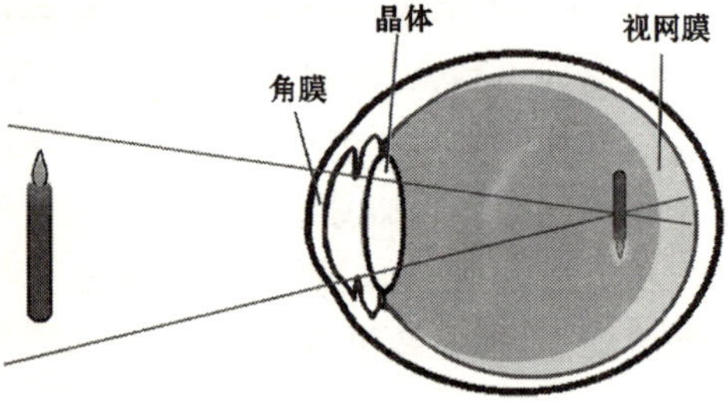

近视眼成像

图 2

把图像记录下来。

除了眼球变长、变大外，近视眼的眼球壁包括巩膜、视网膜和脉络膜都不同程度地变薄，尤其是近视眼的改变更显著，度数越高的高度近视眼，其改变越明显。因此，高度近视眼容易合并视网膜裂孔、脱离和视网膜功能障碍，是与视网膜和脉络膜变薄、萎缩有关，甚至一些超过 1000°的高度近视眼的视力由于视网膜、脉络膜萎缩而变得非常差。眼球内还包括房水、晶状体和玻璃体，其中玻璃体是像鸡蛋清一样的凝胶样物质，是眼球充填和维持形状的主要的物质，也有营养眼球的作用。高度近视眼的玻璃体也容易发生液化，就像坏了的鸡蛋，蛋清变成了稀薄的水样，“坏了的”玻璃体的保护功能也降低了，容易导致视网膜脱离，而影响眼球功能。

☆近视眼的眼球变化

√近视眼眼球变长、变大
√中低度近视眼，眼球的病理性改变不明显
√高度近视眼，眼球的病例性改变明显
√眼球壁变薄：巩膜、脉络膜、视网膜变薄
√玻璃体容易液化

3. 孩子近视了，怎么办

如果家里已经有了这样的小近视，该怎么办？首先，爸爸妈妈们可不能学蔡桓公“讳疾忌医”，而要尽早带孩子去医院检查。医生一般会先检查判断孩子近视的性质，可能会通过“散瞳验光”排除睫状肌紧张导致的“假性近视”。“假性近视”是指过度用眼使睫状肌不能放松而调节增加导致的视力下降，这种“近视”通过休息、放松一段时间后视力可能恢复，但过度用眼后视力又会下降。通过“散瞳验光”就能将“假性近视”与“真性近视”区分开。如果检查出孩子是“真性近视”，爸爸妈妈们最好面对现实，不可因为不愿戴眼镜而选择姑息回避，这样的做法是很不明智的。临床研究发现儿童近视若不及时佩戴合适的眼镜，会促使近视发展得更快。近视的孩子不戴矫正眼镜，容易出现视物疲劳、视物不清，因此近视度数会更容易加深，甚至还会引起斜视等问题。孩子佩戴合适的眼镜后，将会惊叹眼前出现了一个清晰的世界，视物也更加清晰、轻松。在此基础上，注意用眼卫生，近视度数更容易稳定在一定的水平。

近视眼的治疗方法主要有以下几种：

(1)用凹透镜矫治近视：近视眼是由于外界的平行光线进入眼睛后，聚焦成像在视网膜前，而在视网膜上的成像是一个模糊斑。如果在近视眼前加一个负透镜，这样形成的焦点就会向后移动，当负透镜的度数和近视度数相一致时，焦点正好移动到视网膜上，眼睛就能清晰地看清远处的目标。

儿童戴镜主要选择框架眼镜，应该佩戴度数合适、镜片质量合格的眼镜。配镜时还应该根据瞳距和验光情况，选择大小合适、脸型匹配的镜架。并在医生的建议下坚持戴镜。角膜接触镜(隐形眼镜)需要严格的操作和清洁护理程序，不作为近视儿童的首选，如果孩子的近视度数增加很快，或者出于家长意愿，可以在家长的监护和帮助下给孩子佩戴隐形眼镜，最好是选择佩戴高透氧性的硬性隐形眼镜(RGP)，并注意严密随访。

(2)OK 镜：即角膜塑形镜，是一种特殊设计的高透氧硬性角膜接触镜(隐形眼镜)，通过机械压迫角膜中央的形状，使得角膜中央变平，暂时性地减低近视度数，裸眼视力得到提高。能降低近视屈光度1.50D～5.00D(即通常说的150度～500度近视)，平均为3.00D。停止佩戴时，由于角膜的可恢复性，原来的近视度数将恢复。研究发现在儿童和青少年时期佩戴 OK 镜对控制近视进展有一定的作用。但是 OK 镜验配较为复杂，使用不当会引起严重并发症，因此建议在正规医疗机构，由专业人员给予验配，并且要正确佩戴、定期随访观察。

(3)治疗高度近视引起的弱视：一般低度和中度近视不会导致弱视，而 5～6 岁以前就发生的高度近视，由于孩子看远、看近时都不清楚，就有可能导致弱视的发生。这种情况佩戴眼镜不仅能提高近视眼的清晰度，也是治疗弱视的关键步骤。在此基础上，可以进行一定程度的弱视训练，促进视功能的发育。值得注意的是，由于高度近视眼本身视网膜的功能就受一定程度的影响，这些高度近视的孩子戴镜视力不好，除了弱视的原因外，也有因为视网膜的原因导致视力不良，所以，这些孩子的弱视治疗效果通常要差些。

☆关于近视眼的治疗，爸爸妈妈要知道的

√ 近视：准确验光很重要

√ 合理戴镜：视物清晰、用眼轻松、度数更稳定

√ 近视激光手术：成年后近视稳定才选择

√ 隐形眼镜：注意护理和安全

√ OK 镜：暂时提高视力，规范验配和安全护理很重要

√ 5 岁前高度近视，注意弱视的可能

4. 近视眼镜该怎么戴

孩子配上近视眼镜后，平时应该怎么戴呢？有的父母会要求孩子平时不戴镜，在读书写字的时候才戴上，也有的父母会要求孩子看书的时候不要戴眼镜，到底是那种做法更合理呢？让我们听听医生怎么说。

总的来说，儿童近视后佩戴眼镜能重新获得清晰的视觉、减轻视疲劳，能缓解近视发展的速度，国内外的研究也都支持这个说法。日常生活中，如果孩子的近视度数较低，裸眼视力较好，那么在游玩嬉戏时可以不戴眼镜，但看黑板、看电视、用电脑时还是要戴上眼镜，读书的时候也可以不戴镜。但是，如果孩子的近视度数较高，如超过 200 度～250 度，那么最好还是都戴上眼镜，以能获得清晰视觉和舒适用眼，也能缓解近视的发展速度。

有一些孩子的近视发展较快，可以考虑佩戴角膜塑形镜（OK 镜）、多焦渐进片和周边屈光控制片，研究认为对部分孩子的近视发展速度有一定的作用。但是，这些眼镜的验配要在医院，而且也需要孩子能合作使用这种眼镜，才能达到安全有效的结果。

5. 孩子戴上眼镜，心中想什么

其实，孩子近视要戴眼镜了，心里也很不舒服。研究发现大多数孩子刚开始戴眼镜的时候，会有较明显的沮丧感、不适感，甚至一些孩子还有一定程度的自卑感，怕戴上眼镜后同学笑话、起外号等。因此，爸爸妈妈这时候首先要正视此事：我的孩子确实近视了。其实，研究结果显示，现在大学校园内近视的比例达到70%～80%。所以，孩子近视很正常，从某种程度上来说，这是我们人类对现代社会生活的适应。其次，鼓励孩子正视这一现实，并和孩子一起积极适应，消除不利的心理影响。最后，还要教育孩子改正不良的用眼习惯，介绍高度近视的对健康的不利影响，使他们能主动改善用眼习惯、消除不利的影响因素，最大限度地缓解近视的发展速度。

6. 孩子近视了，日常生活怎么做

一般来说，中、低度的近视对孩子的日常生活没有明显的不利影响，高度近视眼由于眼部结构有一定的变化，需要在学习、生活中有一定的防护意识。中低度近视的孩子，戴眼镜的时候要避免过于激烈的运动，以免损坏眼镜和伤害眼睛，平时注意保持眼镜的清洁，镜片脏了可使用沐浴液、香皂等用手指腹在清水下搓洗，然后晾干，不宜直接用干布擦拭，以防划伤镜片。取戴眼镜时要用双手。高度近视的孩子，注意避免头部过于激烈的运动，如用头顶足球等。

爸爸妈妈们对近视小孩的日常照顾主要在于提供良好的学习、生活用眼环境，纠正不良用眼习惯、控制过度近距离用眼。还要合理安排作息，尽量保证充足睡眠和合理户外运动。日常饮食可适当增加含叶黄素的食物，如玉米、南瓜等。另外，定期到医院复查，及时更换不合适的眼镜也很重要。

7. 儿童近视，注重预防

现在孩子普遍学习压力比较大，白天在学校学习，晚上要参加补习班，周末还要参加各种课外培训班，比如钢琴、书法、绘画等，严重缺乏户外活动和体育运动。另外电子产品越来越普及，电脑、电视、iphone、ipad 等成了孩子们学习之余的玩伴，过度用眼这一情况可想而知。因此很多孩子小小年纪就成了近视眼，或低度数的变成了高度数的，令家长们苦恼不堪。一般青少年近视刚开始时，大多属于“假性近视”，即是由于过度紧张用眼而引起的功能性近视。如果不进行及时的纠正和治疗，久而久之就会发展为真性近视。家长们该从哪些地方着手进行预防呢？

☆容易发生近视眼的孩子，可以作为重点预防对象

√有不良用眼习惯及过度近距离用眼

√父母均近视

√视力不稳定，已从 1.2 降至 1.0 或者 0.8

(1) 阅读的距离、姿势：阅读的距离和姿势与近视眼的发病和进展有重要关系。正确的阅读姿势应该将书本放在距离眼睛至少 30 厘米的地方端坐阅读。边走边看书、坐车看书、卧床看书以及趴在桌子上看书等都是不良的阅读习惯。另外要避免选择字体太小、印刷不清的书刊；电视画面高度应比双眼平视略低 15°，不要躺着或趴着看电视，且观看电视的距离要合适，一般是电视对角线距离的 3～5 倍以上。中、小学生眼球正处于发育阶段，调节能力特别强，眼球壁的伸展性也比较大，不良的阅读姿势或者过近的阅读距离都会增加眼球负担，最终导致眼轴变长、近视度数加深。

(2)阅读时间：避免长时间近距离用眼，阅读时间尽量不要超过40分钟，间隔休息5～10分钟，休息时应到户外走动，眺望远处。

(3)照明条件：照明不符合要求，光线太强或者太暗都是造成近视眼进展的主要因素。家庭的照明以60瓦的白炽灯，放在桌子的左上角为宜，这样既保证了足够的照明强度，又有适宜的光照角度。

(4)增强体质：儿童保证每天要有8～9小时的充足睡眠。多到户外活动，如周末爬山、游园等。多参加一些球类运动，比如乒乓球、羽毛球、篮球等，因为打球时，眼球随着球的运动看远、看近，可以增强调节肌的功能。增强体质对近视控制有很大作用。

(5)审慎对待保健按摩：眼保健操可以一定程度地缓解长时间用眼后的视疲劳症状。但目前尚没有可信的研究报告证实目前市场上流行的一些治疗近视的穴位按摩法的科学性、有效性和安全性。从医学角度和近视的发病机理来看，“真性近视”是难以逆转的，很难通过改变用眼习惯、使用现有的药物或者眼部的保健按摩等使增大的眼球缩回。国内外的研究均认为适宜的户外运动可以延缓儿童和青少年的近视发生、发展，爸爸妈妈们尽量能使孩子养成热爱运动的生活方式。

☆近视预防小知识

√ 正确的阅读距离和姿势
√ 阅读时间不宜过长
√ 照明光线不过强、过暗
√ 增强体质、保证充足睡眠
√ 适宜的户外运动;运动型的生活方式

8. 孩子近视早发现

尽早发现近视和及时干预,对孩子近视的预后会更好。爸爸妈妈可以通过定期到眼科体检、自查视力和观察用眼视物等方式早期发现孩子近视,在近视易发时期多注意用眼卫生,尽可能延缓近视的发生。对于眼睛情况良好,日常视物轻松、清楚的孩子,父母可每半年带孩子到眼科常规体检,了解其准确的屈光度,最好是在寒暑假刚开始或刚结束的时候体检。临床工作中发现孩子在寒暑假时近视发生发展最快,可能与这段时间孩子没有节制地用眼有关。爸爸妈妈也可以买张视力表自己监测孩子视力,需要注意的是每次检查时的距离和光线要尽量标准。另外,对于父母或同胞兄弟姐妹是近视眼,尤其是高度近视眼的孩子,更要注意健康体检和筛查。当孩子出现看东西时距离近、头偏斜、眯眼皱眉等情况时,要及时到医院检查,确定有无近视。

☆孩子近视早发现

√ 定期监测视力
√ 观察用眼情况，有无眯眼、歪头视物
√ 定期眼科筛查体检
√ 双亲近视病史，尽早体检

9. 眼睛近视了，麻烦的不仅是戴眼镜

由于我们整个社会，尤其是孩子的父母，对孩子得近视、近视程度和近视的发展显得相当的紧张和关心，因此，孩子们近视后也背负着很大的心理压力，有的父母不断抱怨孩子用眼过度和用眼不卫生，更进一步加重了孩子的心理负担。因此，孩子眼睛近视了，感到麻烦的不仅仅是要戴眼镜了，可能还有爸妈时刻监督的“不满眼神”和耳边“理所应当”的唠叨声，这不免使孩子更加紧张和焦虑，不利于孩子的心理健康。爸爸妈妈也需要从孩子的心理承受能力方面考虑他们的感受。

孩子戴上近视眼镜，确实对激烈运动会有一定的影响和限制，在配眼镜时尽量选择那些稳定性好、安全系数高的眼镜架和镜片，最大限度地减少戴镜对孩子运动的影响。高度近视眼存在一些眼部改变，因此对一些头部激烈活动的运动要特别注意，以减少对视网膜的不利影响。

总的来说，孩子近视了，麻烦的不仅仅是戴眼镜，还包括一系列相关的心理、生理影响，以及学习习惯和生活方式的相应改变。爸爸妈妈需要做的是

尽量减少不利的负面影响，尽量营造轻松的环境，以良好的心态安排好孩子的生活和学习。

☆近视后，麻烦的不仅是戴眼镜

√ 负面的心理影响和情绪
√ 爸妈的监督和唠叨
√ 运动的影响
√ 学习生活习惯的改变

10. 关于近视，专业医生想说的

临床医疗工作中看多了父母对孩子近视的焦虑和担忧，作为专科医生也有话说。

孩子近视，其实不是什么大不了的事。目前，国内儿童的近视患病率已经是一个相当高的水平，孩子上学的时间越多，近视的患病率越高。其实，这也与我们整个社会环境有密切关系。父母尽量抱着平和、坦然的心态接受，并且尽量不要奢想有什么办法能快速、完全地消除近视，更没必要不断地尝试一些能让孩子不戴眼镜的“高科技”训练方法。有人开玩笑说，如果能将近视治愈，那么他也就离诺贝尔奖或进入福布斯富豪榜不远了。话虽不完全正确，但也至少说明：消除近视，就目前来说还是一个未解的难题。目前，普遍应用的近视激光手术虽能帮患者摘掉眼镜，但一般不适合儿童，而且，它也仅是通过手术将眼镜做到眼睛的角膜上了，近视眼的眼底改变还是存在的，因此近视并未治愈。

近视眼其实是人类对现代生活方式的适应，以前人类的生活方式需要良好的远视力，如狩猎、田野劳作等。现今的生活方式已经从户外逐渐转移到了室内的近距离方式，如读书写字、电脑操作等，所以人们的眼睛也逐渐适应了近距离为主的生活方式。从全球范围来看，华人和东南亚地区的近视患病率都较高，研究认为也可能与这些地区的父母们重视教育、孩子的生活方式有关。国内孩子的学习负担其实是较重的，而且孩子的游玩方式也都趋于看电视、玩电脑和掌上游戏机等室内近距离的活动，其中城市孩子的生活方式更容易发生近视。研究发现，国内城市小学生的近视患病率比农村地区的小学生近视患病率明显要高。

11. 近视发展快该怎么办

孩子还处于生长发育时期，随着身体生长发育，眼球也会不断长大，近视程度也会不断发展。研究发现，孩子的近视发展速度与近视程度、近视性质、矫正与否、孩子年龄以及孩子的用眼负荷都有密切关系，总体来说孩子在生长发育快速的时候，近视发展速度要明显加快。另外，有近视而不戴眼镜或佩戴的眼镜不合适的孩子，近视发展速度要更快。

医生看到孩子的近视不断发展也很着急，其实眼科医生和科研工作者们也在不断地探索钻研，以尽量能控制孩子近视的发展速度。目前认为：坚持佩戴合适的矫正眼镜、适当的用眼负荷、良好的身体素质和充足的睡眠能使孩子的近视发展速度更慢。另外，一些特殊的眼镜如角膜塑形镜（OK 镜）和硬性角膜接触镜（RGP）对孩子的近视发展速度有较明显的减缓作用；而一些特殊的眼镜片，如青少年渐进片和周边屈光控制片对部分孩子也有一定的作用。但是，这些特殊的眼镜和镜片均需要专业的验配、父母悉心的护理和孩子充分的合作，才能达到预期的效果。

12. 父母近视眼，宝宝会遗传吗

小强的爸爸妈妈双眼都是高度近视，一直担心着孩子的眼睛也会遗传了他们的“不良基因”，所以对孩子的眼睛特别关注，平时都不许孩子接触任何电子产品，看书写字也有严格的时间限制。没想到，最终孩子还是近视了(图 3)。

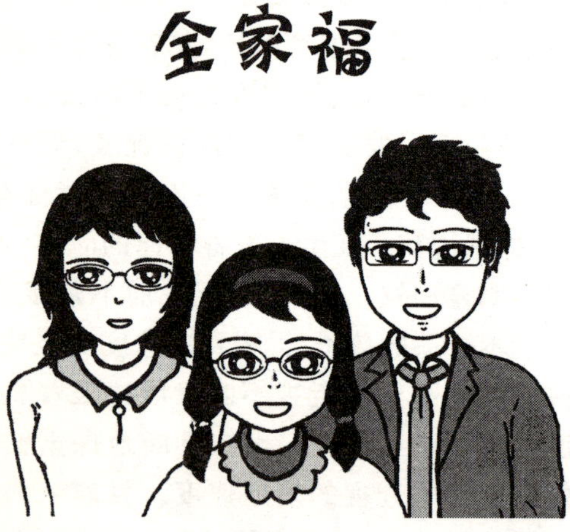

图 3

近视眼真的会遗传吗？其实，近视眼真的有一定的遗传因素。研究发现近视眼的病因主要有遗传因素和环境因素。

(1)遗传因素：单纯性近视眼有很明显的家族集聚现象。在调查研究中发现父母双方均为近视眼者，孩子近视眼发生率明显高于父母一方是近视眼者，父母双方都没有近视眼者的孩子近视发生率最低。而且，不同种族近视眼的发生率也有明显差异，黄种人近视眼发生率最高，白种人次之，黑人最低。这就很能说明近视眼的遗传倾向了。

(2)环境因素：主要是近距离用眼。在对中小学生调查研究中发现，每天课余读写时间为 1～2 小时、3 小时、4～5 小时的学生，近视眼发生率分别为 28%、39%和 55%，而不同近距离工作量的学生，随访 2 年后发现，近视眼的发生率分别是 8%、17%和 26%，由此可见，近距离用眼对近视眼的发生率影响极大。

总的来说，近视眼的发生与遗传和环境因素有关，父母近视的孩子可能相比其他学习生活环境相同的孩子更容易发生近视；另外，如果在不容易发生近视的环境中成长，如长期户外生活，就算是有近视好发的遗传因素，其发生近视的可能性也要更低。

☆近视和遗传的关系

√ 近视眼与遗传密切相关

√ 环境因素也起一定的作用

√ 遗传是内因，环境是外因

√ 高度近视眼的发生和遗传关系较大

三、远视和散光怎么办

1. 宝宝远视别奇怪

齐齐，5 岁，因为例行健康体检，妈妈带她来医院检查眼睛，医生检查发现孩子两只眼睛均有 400 度远视！齐齐妈妈有点懵了，女儿怎么会是远视眼？应该怎么办？以后度数会越来越高吗(图 4)？医生告诉妈妈不用急，在孩子 5～6 岁前这种情况不少见。

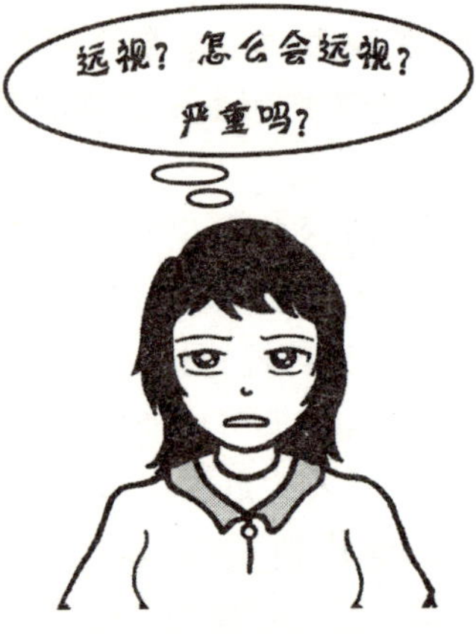

图 4

其实，了解了出生后我们眼球的生长发育过程，也就能理解为什么大多数儿童在 5 岁以前都有一定程度的远视。

(1) 大眼睛的成长:人体的每一个器官在我们出生后的生长过程中都会逐渐变化,眼睛也一样。虽然眼睛是我们刚出生时发育得最完全的器官之一,但是在最初的几年中,眼睛也悄悄地发生了巨大的变化。刚出生时眼球长度平均为 17.1～17.5 毫米,就如一个山核桃那么大。出生后第一年眼球长度平均增长了 2.5～3.5 毫米,到 2～3 岁期间眼球长度约为 21.9 毫米,到 5 岁左右时达到成年人水平,大约 24 毫米。在这个过程中,伴随着眼球的增长,眼睛的屈光度也不断地由远视向近视发展,总体上就是远视程度逐步减轻——成为正视眼——再慢慢地变成近视眼。如果一些特殊情况如眼轴过长或者过短,都可能是一种病理的表现,比如过长就有可能是高度近视,过短则可能是高度远视(表 1)。

表 1　眼球大小的变化

	新生儿	成人
眼轴(毫米)	17.1	24
容积(毫升)	2.4	6.5
重量(克)	3	7.0

除了眼球的增长外,视觉功能也在这个阶段变化最大,在宝宝刚出生时视觉功能还没有发育成熟,需要不断的视觉刺激促进视功能的发育,从朦胧的视觉到逐步能注视,到 5～6 岁时视力逐渐达到成年人水平,这段时期是宝宝视功能发育的关键时期,特别需要爸爸妈妈用心呵护。这个阶段的视功能也是脆弱的,各种不利因素均对视功能发育影响巨大,如

果有各种原因，如高度远视，影响了清晰的物像刺激视网膜，宝宝的视功能发育就可能受阻而形成弱视了。这个阶段视力如果没有充分发育好，有时就难以完全弥补了(图5)。

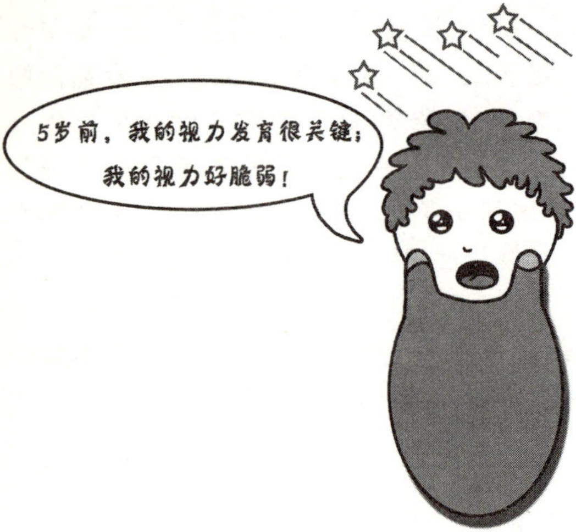

图5

(2)远视眼的表现：宝宝一定程度的远视很正常，也很有必要，但远视程度与年龄不一致的话，就有可能导致异常。孩子远视有哪些表现：

视力异常和视疲劳：宝宝的视力好坏和远视的程度密切相关。幼儿和青少年的调节能力强，轻度远视(300度以内)和中度远视(300度～500度)对看远的视力影响不大，对看近的视力有一定程度的影响，尤其对长时间近距离舒适用眼影响大。这些远视眼的宝宝在读书写字后容易出现视疲劳，例如，宝宝在读书写字后总是出现眼红、眼痛、频繁眨眼和反复揉眼等。如果闭目休息或佩戴合适的矫正眼镜，症状能明显减轻甚至消失，但如果仍然持续近距离用眼，视疲劳症状又会出现。而高度远视（500 度以上）的宝宝看远、看近都不清楚，容易导致视疲劳，也会导致弱视的发生。

那么，齐齐的眼睛应该怎么办呢？

☆远视知识小贴士

- □ 轻度远视：≤+3.00D
- □ 中度远视：>+3.00D，≤+5.00D
- □ 高度远视：>+5.00D
- □ 轻中度远视
- √ 视疲劳，看近后明显
- √ 斜视或隐斜视
- □ 高度远视：弱视

2. 孩子远视怎么办

前文已经介绍了在儿童阶段有一定程度的远视属于正常现象，孩子在生长发育过程中伴随着眼球逐渐变长，远视度数逐渐减低，专业上称为“正视化”的过程。一般来说，1～2 岁的宝宝远视度数在 300 度～400度，3～4 岁的儿童远视度数在 250 度以内，6～8岁的儿童远视度数在 200 度以内，都是正常的状态。

如果孩子远视程度较低，视力和立体视检查正常，而且没有明显眼部不适的表现，可以不需要特殊处理，仅密切观察孩子平时用眼情况。但如果孩子有明显的眼部症状，如视力下降或看东西吃力、读书写字后眼睛疲劳，那么即使是低度远视也应戴眼镜予以矫正治疗。

对远视度数较高，甚至是伴有弱视的孩子，则需要尽早戴镜，同时配合弱视训练等，以提高矫正视力。同时还需要定期去医院复查，及时调整眼镜度数。

☆儿童远视的治疗策略

√ 不同年龄远视程度有不同
√ 轻中度远视：容易视疲劳，需视情况处理
√ 高度远视：导致弱视，积极治疗
√ 佩戴合适的眼镜最重要

通过佩戴眼镜，孩子的矫正视力能提高，视疲劳症状也能有效改善，但是孩子的远视度数并不一定完全消失，仍需要佩戴合适的眼镜。儿童远视的发展有其自身规律，远视度数的变化随着眼球的发育而改变，随着孩子年龄的增长，远视度数逐渐减低，成为正视眼甚至近视眼。正视化速度快者，远视度数降低得快，反之，则降低得慢。如果孩子成年后仍有一定程度远视，除了佩戴框架眼镜，也可以选择佩戴角膜接触镜或者屈光手术矫正远视。

3. 有点复杂的散光

散光？经常有人问：散光是不是看东西是散着

的，不能集中到一起？其实，散光也是屈光不正的一种，外界的光线都要通过眼睛的角膜、晶状体和玻璃体才能聚焦到视网膜上，大部分的散光是由于角膜不够理想导致的，如果角膜是一个非常理想的球面，外面的光线就能很好地聚焦了。但大多数人的角膜不是那么“圆”的球面，而是某一个弧度较弯，另一个弧度较平，这样外面的平行光线入眼后就不能折射聚焦在同一点上，而是形成一个弥散斑，这时候，视力就会有不同程度地影响了。大部分人都有或多或少的散光，只是程度不同而已。有研究统计，大约44％的人有 50 度以上的散光，8％的人有 150 度或以上的散光。一般属于正常生理范围内的低度数散光对我们生活没有影响。

☆散光表现

√ 视力下降：生理范围的低度数散光对远/近视力影响小，中高度数的散光对视力影响明显
√ 不良视物姿势：眯眼、歪头或者斜眼等
√ 视疲劳：用眼后容易视疲劳：眼痛、流泪、重影、头痛
√ 视力不稳定：近距离用眼不能持久

4. 散光怎么办

散光主要是由于我们的角膜不是理想的球面导致的，实际上我们大部分人都有或多或少的散光，只是程度不同而已。低度数的散光，如果视力正常，也

没有视疲劳表现，可以不用治疗，定期复查即可。散光对视力或舒适用眼有影响时，则需要通过戴镜进行矫治，以提高视力、改善视物疲劳。高度散光可能导致儿童的弱视，因此，需要及时佩戴眼镜以矫治弱视。可以戴框架眼镜或者戴隐形眼镜，成年后双眼屈光度数稳定者，也可以考虑行角膜屈光手术以矫正散光。

因为散光的复杂性，散光眼的验光和配镜需要专业的医生或者验光师来操作。当医生或者验光师开具处方后，也需要有经验的定配工和磨镜人员加工和处理眼镜，切不可随意验配。因为如果散光度数或者轴向验配错误，孩子佩戴这样的眼镜，不仅无法达到正常视力，而且更容易产生视疲劳或者难以适应。另外开具处方后，在制作眼镜的过程中，散光镜片的轴向一定要正确，否则会产生新的屈光不正，从而带来难以适应的干扰症状。

原则上散光度数要全部矫正，但如果因为散光度数过高，孩子戴眼镜后不能适应，可以先戴低度的矫正眼镜，慢慢适应后再佩戴高度数的矫正眼镜。

☆散光治疗小贴士

√ 散光容易视疲劳
√ 有散光要配镜
√ 散光验配很重要：不准确对眼睛影响大
√ 散光眼镜制作要求高：不合格影响大、难适应
√ 散光戴镜可逐步适应

大部分人的散光是比较稳定的，在短时间内不会加深也不会减少，随着年龄增长，散光度可能会有轻度变化或散光轴向的方向会发生轻微变化。通过戴镜治疗可以矫治由于散光引起的弱视、增加视物清晰度、减少视疲劳的发生，但不会通过戴镜使原有的散光度数减少或者消失。

如果散光在短时间内变化明显或散光方向发生明显改变的，就要注意了，需要仔细检查角膜或晶状体有无病变（图 6）。

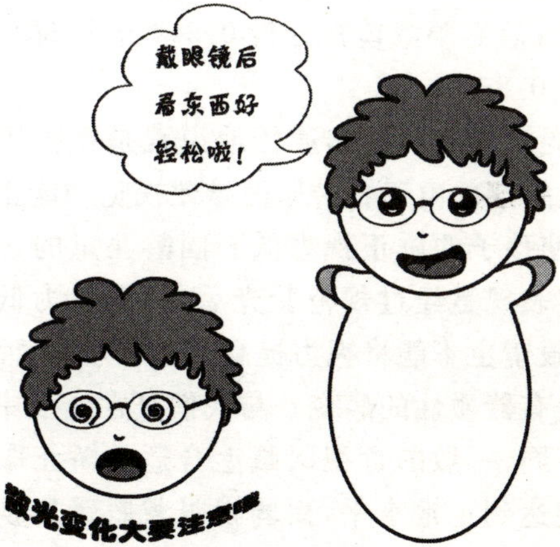

图 6

四、弱视面面观

1. 弱视治疗要趁早

场景：焦急的妈妈带着小孩匆匆地进入诊室，“医生，我女儿今年4周岁，昨天幼儿园体检查出右眼视力只有0.1，可是我们平时都没有发现她看东西有什么不对劲啊。”经过医生详细检查，发现这位小女孩右眼视力0.1，左眼视力1.0，双眼结构正常；经睫状肌麻痹验光（俗称散瞳验光）后发现右眼远视550度，戴镜矫正至0.2，左眼远视125度，这位患儿被诊断为右眼弱视（屈光参差性）。医生给其佩戴矫正眼镜，并嘱咐妈妈每天用眼罩遮盖左眼6～8小时。2个月后右眼戴镜视力为0.5，4个月时右眼戴镜视力为0.8。

（1）弱视概念：弱视，通俗地说就是在孩子视觉发育的敏感期内由于各种原因导致视觉功能正常发育障碍，使孩子的矫正视力低于同龄儿童的正常水平。主要表现是经过规范验光后，矫正视力低于正常，即戴眼镜也不能将视力提高到正常水平，而且眼科检查没有器质性的病变。与我们日常生活中常见的近视不同，一般的近视眼戴上合适的矫正眼镜后视力即能达到正常水平，而弱视眼戴眼镜后视力也低于正常范围。

（2）治疗要趁早：由于人类视觉发育的敏感期有时限性，在视觉发育敏感期内，弱视治疗效果较好，超过了敏感期年龄，则治疗难度加大、效果大打折扣。一般来说2岁以内是我们视觉发育最敏感的时期，6～7岁以内仍有很好的敏感性，8～12岁敏感性降低，而成年以后敏感性明显降低，因此，弱视治疗要尽早进行，越早开始治疗效果越好、治疗时间越短。临床医生有办法评估幼儿的视功能，并对婴幼儿即能开始合适的治疗，一般来说，如果确定了有弱视，则2周岁以内就开始治疗的效果最佳；12周岁以后的青少年治疗效果较差，但也能有一定程度的提高和改善。

☆弱视小知识

√ 概念：戴镜矫正视力低于正常

√ 没有器质性疾病

√ 存在引起弱视的原因

治疗：要尽早，6～7岁以内治疗效果好

大龄儿童能治疗：需要加倍付出和努力

2. 弱视——视力发育迟缓

弱视，可以通俗的理解成视力发育迟缓，也就是视力发育过程中由于各种原因导致视力没有充分发育完善。因此，要理解弱视，就需要先了解正常视力发育过程。

(1)宝宝眼中的世界：怀孕4周时，胎儿的眼部开始发育，眼的各解剖结构开始逐步发育分化；怀孕15周时胎儿可以感觉到光线，此时用光刺激，胎儿可能会有相应的反应；怀孕27周时胎儿已经能睁眼和闭眼了，怀孕 30 周时宝宝已经能分辨出光亮和黑暗，甚至会来回追找光源了。可是，宝宝出生后，他所看到的世界和成人所见是不一样的：

出生 1 个月内的婴儿能看清眼前 15～30 厘米内的物体，开始逐渐能注视物体，但双眼还不能很好地协调注视。小家伙这时候喜欢柔和的光线，如果用较强的光线照射眼睛，则会迅速闭眼。2 个月时喜欢看移动的物体和熟悉的脸，当有物体快速地靠近眼前时，会出现眨眼等保护性反射，并且能注视自己的小手 5 秒以上。3 个月的宝宝能看清大约 75 厘米远的物体，视力约为 0.1。注视时间明显延长了，视线还能跟随移动的物体而移动。如，宝宝的视线会跟随妈妈的身体移动而转动。宝宝这时对颜色很敏感，喜欢看明亮鲜艳的颜色，尤其是红色，不喜欢看暗淡的颜色。他们偏爱的颜色依次为红、黄、绿、橙、蓝等，此时可以经常用红色的玩具逗引宝宝，观察宝宝眼睛是否会感兴趣(图 7)。5～6 个月的宝宝可以准确看到前面的物品，还能抓起物品在眼前玩弄，手-眼开始协调，也能注视较远距离的物体，如街上的行人、车辆等。此时可以通过用玩具上下左右缓慢移动，观察宝宝是否能有意识地主动追随，而判断评估宝宝的视力。

1 岁的宝宝能追随落下的物体，寻找掉下的玩具，并能辨别物体大小、形状及移动的速度。开始出现深度感觉，实际上这是一种立体感觉，视力可达 0.2；2～3 岁时，视力可达到 0.5～0.6；4～5 岁时，部分小儿的视力可达到 1.0 左右，各种眼部生理反

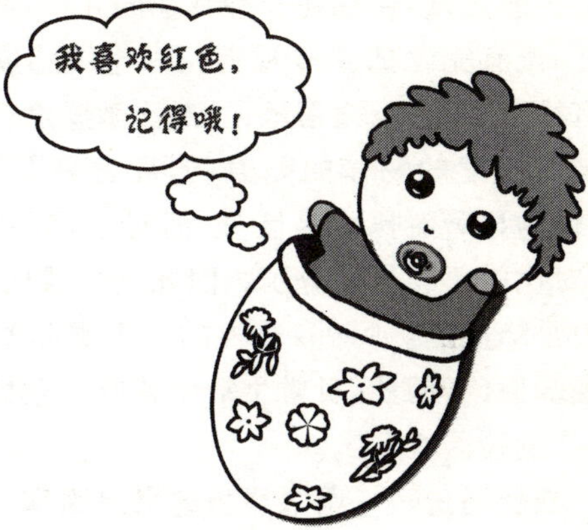

图 7

射已形成并趋于稳固。6～7 岁时基本达到成人视觉的水平(表 2)。

表 2　宝宝年龄和视力

年龄	视力
新生儿	光感
3 个月	0.1
6 个月	0.2
1 岁	0.3
1 岁半	0.4
2 岁	0.5
3 岁	0.6
4 岁	0.8
5 岁	1.0

(2)弱视宝宝的眼睛:弱视宝宝的戴镜矫正视力低于同年龄儿童的正常范围,这些孩子的眼睛除了矫正视力差之外,还存在一些其他的异常,如对比敏感度低,没有完善的立体视觉。对比敏感度的概念还没有被广泛认知,通俗地说,对比敏感度就是指分辨不同对比度的物体的能力,如视力表上"黑字白底"这样的显著对比容易区分,但对于那些"黑字灰底"的对比就不容易区分了。因此,弱视眼的细微分辨能力是降低的。另外,弱视的宝宝眼睛都存在引起弱视的原因,因此,日常生活中就要注意警惕弱视发生的"危险因素"了。

3. 蛛丝马迹——警惕弱视的危险因素

可以简单将弱视理解为由于各种原因影响了视功能的正常发育。因此,临床上弱视的诊断都需要有弱视发生的原因。

(1) 明显的屈光参差:两只眼睛度数不等,高度数的眼睛就容易发生弱视;这是由于度数高的眼睛看不清楚,和度数低的眼睛视力不平衡而被压制,从而导致弱视的发生。

(2)幼年时期发生的单眼斜视:5~6 岁以前发生的斜视容易发生弱视,尤其是单眼偏斜的眼睛。一般来说斜视发生的年龄越小,弱视的可能性就越大;而两只眼睛能交替偏斜的,反而不容易出现弱视。这是因为单眼偏斜的眼睛,总是没有机会注视外界物体,就会被大脑抑制而导致视功能不能正常发育,而双眼能交替偏斜的,由于两只眼睛能轮换注视,两只眼睛的视力就都能得到发育。

(3) 双眼中高度远视、高度近视：由于远视或近视度数高，导致眼睛看远、看近时都成像不清晰，这样双眼的视力就不能正常发育而形成弱视。

(4)幼年时期发生的影响眼睛清晰成像的病变，如先天性白内障、遮住了瞳孔的上睑下垂、角膜不透明等。这些情况导致眼底视网膜没有机会接受清晰的物像，从而阻碍了视力的正常发育而导致弱视发生。

日常生活中，父母们要注意观察孩子有没有上述的引起弱视的危险因素，并适时到眼科检查，以早期发现弱视，早期矫治。

☆弱视危险因素一览

√ 5～6 岁前发病的单眼斜视
√ 明显屈光参差
√ 中高度远视
√ 高度近视
√ 5～6 岁前发生的影响眼睛清晰成像的病变：先天性白内障、严重上睑下垂、角膜病变等

4. 弱视治疗知识

治疗时首先要将引起弱视的原因矫正。例如，由于高度远视或近视使眼睛成像不清晰，则首先要佩戴合适的矫正眼镜，使眼睛能清晰的聚焦外界物体像，从而促进视觉功能的不断发育完善。而对于先天性白内障等原因，则要首先手术治疗白内障，使眼睛恢复透明，外界的光线才能清楚地进入眼睛内，

然后才能进一步进行弱视治疗。对于先天性白内障引起的弱视，手术治疗白内障只是为弱视治疗提供基础，后续的弱视治疗和训练对最终的视力恢复好坏影响巨大。

当弱视是单眼时，要在佩戴合适的眼镜的基础上，想方设法多使用弱视的眼睛，促进弱视眼的视功能发育。就如前面的例子提到的，需要遮盖好的眼睛以能充分使用弱视眼，绝大多数孩子的弱视眼视力都能逐渐改善。需要注意的是遮盖治疗时由于遮住了好的眼睛，而且遮盖片引人注目，小孩开始治疗时会难以适应，甚至有抵触情绪，这时就特别需要父母们的耐心说服、细心照顾。临床上除了我们常用的眼罩遮盖外，还可以使用一些特殊的方法达到类似的效果，如使用压抑膜（戴上后能起到遮盖作用，但外观不像眼罩那样显眼的特殊光学薄膜）或滴眼药水（散瞳药）。

在以上治疗的基础上，根据患儿情况会给予一些弱视视觉训练的器具和仪器，如使用训练仪器进行弱视训练，或描图、串小珠子甚至玩电脑游戏等，能在一定程度上加快治疗进度、缩短疗程。

☆弱视治疗小贴士

- □ 弱视治疗关键：趁早，越早治疗效果越好
- □ 弱视治疗要点：针对病因治疗；准确配镜；合理遮盖好眼、充分使用弱视眼
- □ 辅助弱视训练

5. 弱视治疗重在坚持

坚持是弱视治疗成功的有力保证，治疗时需要佩戴眼镜，甚至应用遮盖片遮住好的眼睛，强迫使用视力差的弱视眼，对天性好动且自制力不足的幼年儿童确实会有困难，如果换成我们成年人其实也很不容易做到。此时，这些孩子更需要父母和家人的理解、鼓励和支持，甚至是周围人群和幼儿园老师的关爱，以促进其坚持治疗。研究发现儿童在接受弱视治疗的最初 1～2 个月内反应最大，生理和心理的适应最难，坚持过这个时期，随着弱视眼视力的提高和自身心理的调适，就能更好地坚持治疗了。对于难以适应、不坚持戴镜和遮盖的儿童，父母应当提前复诊，向主诊医生汇报实情，以便医生适当调整方案，促进治疗成功(图 8)。

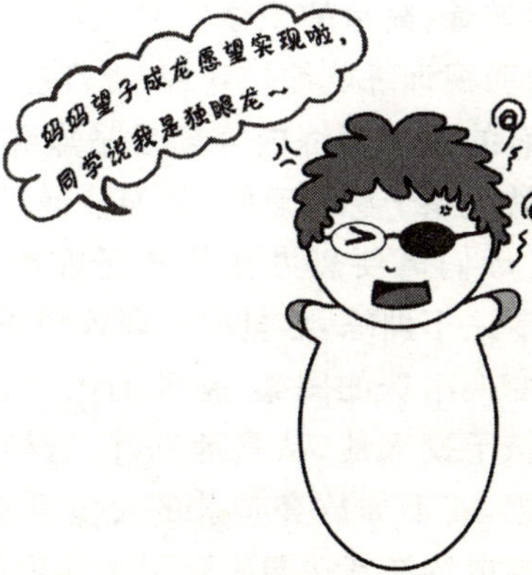

图 8

弱视治疗成功后，也不能认为是一劳永逸，一般都还需要佩戴适当的矫正眼镜；对于单眼弱视的儿童，还需要坚持适当的遮盖，以避免弱视复发；并需要定期复查。一般认为复查 3 年弱视没有复发，就认为弱视治愈了，这时才可以完全放心。

☆弱视治疗，贵在坚持

□ 治疗儿童：情绪有波动；心理有压力；遮眼时视物有影响

□ 贵在坚持：最初 1～2 个月难适应

□ 重在随诊：不能合作者，提前复查

□ 治疗注意：关注矫正视力

□ 注意治好后复发；遵医嘱复查是关键

6. 弱视训练，简单的乐趣

必要的弱视训练能缩短疗程、提高疗效，但是坦白地说，现有的弱视训练内容多是枯燥和简单重复的，确实容易使孩子感到乏味，从而使他们感觉是一种负担。父母们需要想办法使孩子在治疗时能静心、认真地专注于训练，尽量提升训练的乐趣和吸引力，如及时变换串珠的图案、描图的内容、仪器的项目等，只有孩子投入地、认真地训练，这样的训练才有效果，否则，就不如放弃特殊的视觉训练，改为增加阅读、适当电脑游戏等更有吸引力的项目。

7. 弱视治疗对孩子生活学习的影响

7 岁的亮亮 2 个星期前诊断为左眼弱视，他的右眼视力有 1.0，左眼视力只有 0.2，戴上眼镜并按医生的吩咐每星期遮住右眼6天，这两个星期来，亮亮的妈妈可烦心了，好动的亮亮经常磕磕碰碰，而且老师反映孩子上课时常开小差，写作业也不专心，原来只要40分钟就能完成的作业，现在却要1个半小时。妈妈教育他时，他还说自己看不清楚，妈妈急了，“怎么弱视治疗时还看不清楚啊？”

弱视治疗对孩子的生活学习确实有一定的影响，首先是戴眼镜所带来的不适影响，如对孩子日常运动的影响；其次，遮盖治疗的孩子需要遮住好的眼睛，而强迫使用视力差的眼睛，这时候孩子的日常视力就只有弱视眼的视力水平了，影响孩子清晰地看东西，如孩子好眼睛的视力是1.0，弱视眼的视力是0.2时，没有治疗时一直用视力好的眼睛看东西，所以能看得清楚、舒适，而治疗时遮盖好眼睛而使用弱视眼看东西，这时他的日常视力就只有0.2了，所以看东西就很不清楚。此时父母可以向老师反映，看能否将孩子的座位适当调整以能看清黑板而不致影响学习。而且，由于看不太清，孩子写作业的速度也会受影响，甚至书写的质量也有影响，必要时父母应向老师解释。另外，爸爸妈妈也需要安排好孩子的作息，尽量保证有充足的运动和睡眠时间。

8. 弱视治疗时，宝宝在想什么

弱视治疗时，宝宝一般需要佩戴眼镜，甚至还需要遮盖好的眼睛，强迫使用视力差的眼睛看东西；有的儿童还需要进行一些枯燥乏味的弱视训练。确实，弱视治疗过程对儿童的正常生活有较大的干扰，尤其是那些单眼弱视者，遮住视力好的眼睛后，眼前的世界顿时变模糊，而引人注目的眼罩也是对儿童心理承受能力的一大考验，尤其对年龄大的学龄期儿童影响更大。有研究发现，幼年时的眼罩遮盖治疗对儿童的心理健康有长久的负面影响。因此，很多儿童对治疗会消极应付或主动逃避，采取偷偷摘掉眼镜、眼罩或训练时心不在焉、敷衍了事的做法。此时，就需要我们主动关心他们的所思所想，在日常生活中多关心、多体贴，及时消除不利影响，取得更好、更主动的合作。对学龄期儿童，可以及时和老师沟通，以营造孩子在学校时良好的氛围；对难以适应的孩子，父母要及时复诊告诉医生，以更改和调整治疗方案（图 9）。

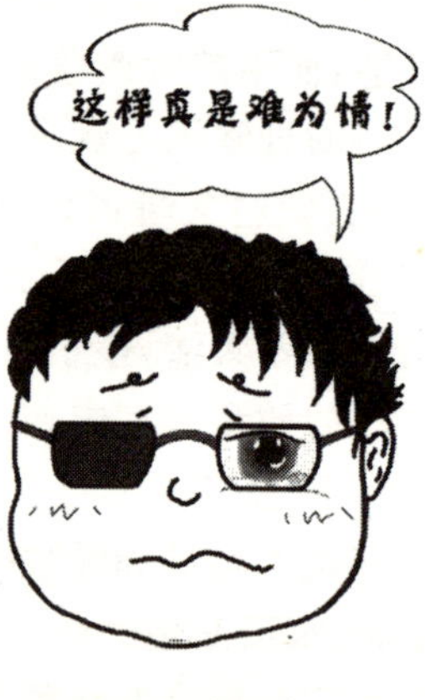

图 9

☆弱视治疗对儿童影响

- √ 戴眼镜麻烦，不美观，影响运动
- √ 戴眼罩引人注目，影响外观
- √ 戴眼罩强迫使用视力差的眼，影响日常生活
- √ 训练枯燥，敷衍了事

9. 宝宝弱视，父母多关心

宝宝弱视治疗时，父母需要付出更多的心血和努力。首先要充分掌握宝宝的心理动态，及时安抚，以取得良好的合作和消除不利的心理影响；其次，也需坦诚地向儿童解释病情、说明治疗的必要性和放弃治疗的后果，而从根本上取得儿童对治疗的理解和合作；另外，对于遮盖好眼的儿童，父母和家人需要注意观察宝宝的活动能力，尽量在遮盖治疗时期避免激烈的有危险的游戏；儿童单独外出时，要评估其弱视眼视力水平外出是否有交通安全方面的危险。由于弱视视觉训练枯燥，父母最好能抽出时间陪孩子一起进行弱视训练，以督促其用心训练，也能增加亲子感情。

关于弱视治疗时的儿童能否看电视和电脑的问题，则要视其弱视原因而定，除非是高度近视所致的弱视，一般的弱视儿童都可在咨询医生后适当的观看电视和玩电脑游戏，尤其对于高度远视的弱视儿童，看电视和玩电脑游戏对弱视治疗有积极作用，但要注意不要养成了孩子沉迷于电脑电视的习惯(图10)。

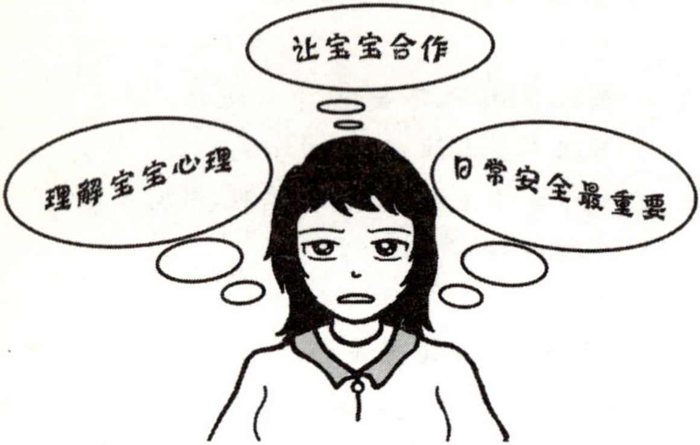

图 10

☆孩子弱视治疗，父母小贴士

- ☐ 父母须知：理解、支持儿童心理压力
- ☐ 耐心疏导、细心照顾
- ☐ 坦陈病情，取得儿童理解和合作
- ☐ 眼罩遮眼时，注意儿童安全，避免激烈活动
- ☐ 美好时光，陪伴训练

10. 遮盖住的好眼会变坏吗

遮住好眼是单眼弱视常用的治疗方法，也是最基本的治疗措施。需要注意的是，遮盖治疗有可能导致好眼视力降低，但医生在安排治疗方案时就已经考虑到这一点了，所以，绝大多数的孩子遵照医嘱进行遮盖治疗是不会导致好眼视力降低的。年幼的孩子和长时间的遮盖治疗容易发生好眼视力降低的

情况，对这些孩子，医生安排的复查时间一般会更短。另外，就算是出现了好眼的视力下降，一般经过短时间的处理多能快速恢复。

11. 弱视治疗成功为何还要戴眼镜

常有家长认为弱视治疗成功后就不用戴眼镜了，其实对于大多数弱视的孩子来说，弱视治疗成功后仍需继续戴眼镜。弱视是戴镜矫正视力也不能达到正常，治疗成功就是指戴镜矫正视力达到正常并能保持治疗效果稳定。成年后，如果不想戴眼镜可以通过各种方法摘掉框架眼镜。假如孩子在儿童时期弱视没有治疗好，则成年后就算是想做手术也不能恢复正常视力。所以，大多数弱视的孩子，治疗成功后仍然需要戴眼镜，随着他们屈光不正度数的变化可以逐渐调整眼镜度数，甚至可能不用戴眼镜。

12. 儿童弱视需要关注立体视

除了提高弱视眼视力，恢复双眼视功能是弱视治疗的终极目标，有了良好的双眼视功能，才能有敏锐的立体视觉和精细工作能力。由于弱视阻碍了双眼视觉功能的正常发育，因此，弱视治疗成功是正常双眼视功能恢复的基础，同时，正常双眼视觉功能的恢复也能使弱视治疗效果保持稳定。因此，弱视治疗过程中需要评估双眼视功能状态，并根据具体情况进行针对性的处理和判断，例如弱视治疗成功后安排合适的双眼视功能训练(图 11)。

13. 视力差不等于弱视

根据弱视的定义，可以知道视力差不等于弱视，儿童时期的视力差有很多原因，包括最常见的屈光

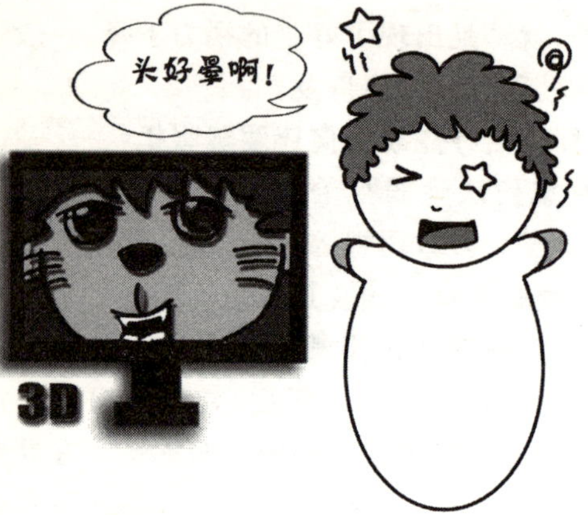

图 11

不正，如近视和远视，这些情况的孩子戴上眼镜后视力就能提高到正常水平，如近视眼不戴眼镜时的视力低于正常，但是戴上合适的眼镜后矫正视力就能达到正常水平，这就是与弱视最显著区别。也有一些病理性因素导致的视力差，如视网膜脱离、白内障、眼内炎症等，这时如果不加分辨就都诊断为弱视，没有进行合适的治疗而单纯进行弱视训练是没有效果的，甚至会延误病情，此时需要及时的针对性的治疗。因此，虽然弱视都存在视力差，但切不可将视力差都等同于弱视。

14. 眼科体检，弱视早发现

由于年幼儿童大多不会自己主动诉说眼睛问题，而且对于单眼视力不好的儿童，其日常生活也一般不会表现出来，此时定期的体检就显得尤为重要了。如果父母觉得自己的宝宝平时眼睛没有什么问题，可以在 1 周岁和 3 周岁时分别进行常规的眼科体检，最好是请有经验的儿童眼科医生检查，评估孩子的视力水平和筛查有没有引起弱视的危险因素。当存在以下情况时，则需要尽早带宝宝筛查体检。

☆容易导致儿童视力损害的危险因素

- □ 早产（出生体重<1500 克 或孕 30 周）
- □ 胎儿宫内发育迟缓
- □ 围产期并发症（出生时或出生后 6 个月评估）
- □ 神经系统发育迟缓
- □ 幼年性特发性关节炎
- □ 甲状腺疾病
- □ 颅面发育异常
- □ 糖尿病等可能影响眼睛的全身疾病
- □ 慢性疾病需要长期应用糖皮质激素

☆父母或家族有以下情况的宝宝

- □ 斜视、弱视
- □ 儿童期即发生的白内障、青光眼
- □ 视网膜母细胞瘤
- □ 先天性视网膜发育异常或视网膜变性（如视网膜色素变性）
- □ 儿童期盲目（非外伤所致）
- □ 儿童期即戴眼镜

☆宝宝平时有以下情况，需要尽早到眼科(最好是斜视弱视专科或儿童眼科)就诊

- □ 持续性歪头看东西
- □ 学习困难或阅读困难
- □ 眼睛位置异常或转动不协调、不灵活
- □ 持续性或反复眼红
- □ 持续性对光照过于敏感
- □ 瞳孔反光异常(瞳孔白色或黄色)
- □ 瞳孔过大、过小或形状不规则
- □ 角膜过大或过小
- □ 上眼睑睁不开

15. 眼科体检前，爸爸妈妈需要做什么

一般孩子都有惧怕医院的心理，在初到医院体检时可能会因为过于紧张害怕而不能很好合作。此时，爸爸妈妈的前期准备工作就显得很重要了，首先可向孩子解释说明检查的大致过程，克服其恐惧心理，孩子在眼科体检是全程无创的，检查时基本不会有疼痛或不舒服的感觉。如果说有让孩子感到害怕的地方，那就是“黑暗”的诊治环境和“瘆人”的白大衣了。其实，大多数孩子还是讲道理、信任父母的，只要家长提前做好准备，一般都能保证必需的眼科检查能顺利完成。其次，在初次检查前最好教会孩子认识视力表，最好是能配合识别“E”字视标的视力表，这样可以获得较为准确的视力水平。爸爸妈妈可以到书店购买一张视力检查表或在白纸上画出“E”字表，教会孩子

识别。

16. 儿童多久做一次眼睛体检

除了初次眼科检查外，孩子还需要遵照医嘱定期进行复诊，家长需要尽力配合，以监测屈光不正和眼病的进展，并及时对变化的屈光状况和眼部疾病进行治疗。

不同的眼部健康状况有着不同的建议复诊时间：

若孩子的视力正常，也没有明显的屈光不正和其他眼病，一般每半年检查一次。如果孩子有一定程度的屈光不正，但医生没有建议佩戴眼镜，则可以 3 个月至半年检查一次；对建议佩戴眼镜了的孩子，则 3 个月左右或遵医嘱定期复查。值得注意的是，如果孩子在随诊期内出现了眼睛异常如看东西眯眼、频繁揉眼等情况，则需要及时就诊。对有斜视和弱视的孩子，则要严格按照医嘱复查。

五、斜视面面观

1. 斜视治疗不能等

场景:一男青年羞涩的进入诊室,长长的刘海遮住左眼,“医生,因为我左眼有内斜和弱视,考驾照体检后不让报名,我该怎么办呀?”经详细病史询问和体格检查,该青年被诊断为“先天性内斜视,左眼弱视”,医生详细讲解告知患者手术后左眼视力难以提高,而且立体视功能仍不能恢复正常,他的驾车梦恐怕难以实现。手术后小伙子的斜视成功矫正,高兴地剪掉了长长的刘海,但还是因为左眼视力低下和立体视功能异常而留有遗憾(图 12)。

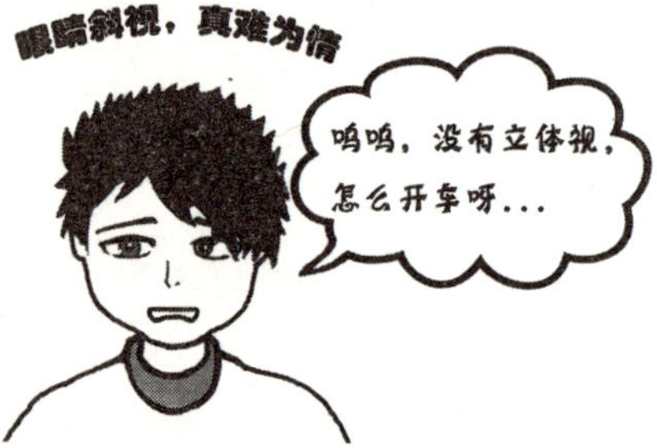

图 12

斜视不少见,人群中有 1%～3%的患病率,大部分斜视由于显著的不美观而容易由自己和家人早期发现,但有些人由于觉得关系不大或不好意思就诊而延误了诊治，从而可能导致治疗效果欠佳。幼儿时期发生的斜视可能导致弱视和影响立体视功能的发育，更应该要及时就诊，尽早期合理的治疗多能获得较好的效果。

☆斜视表现小贴士

- □ 一眼盯着目标时，另一眼视线偏离目标
- □ 看东西时出现双重影：一个东西看成两个
- □ 双眼看东西不如单眼清晰、舒适
- □ 眼睛转动不灵活、不协调
- □ 要歪头时看东西才能清楚

☆婴幼儿有以下情况时要尽早到眼科筛查、体检

- □ 父母或同胞有斜视病史
- □ 早产或产伤史
- □ 间歇性或持续性出现双眼“无神”或不对称
- □ 阳光下喜欢眯眼
- □ 眼睛转动不灵活、不协调
- □ 行走、视物时持续歪头

2. 孩子斜视，影响的不仅仅是外观

“医生，我家小囡有‘斗鸡眼’，太不好看了，我想在她上学前做手术，可以吗？”奶奶带着已经6岁的小璐璐第一次来到医院检查。“为什么这么大才带过来看啊？”“医生，我们觉得斗鸡眼就是有点不好看，没

什么关系嘛，这不现在要开始读书啦，就要治好她啰。"你可知道斜视影响的不仅仅是孩子的外观啊！

儿童斜视对患儿的影响是全方位的，包括正常双眼视功能尤其是立体视功能的发育障碍；弱视的形成和眼球运动协调性的障碍；对儿童心理健康的负面影响。很多父母仅看到了孩子最明显的外观变化，想在他们年龄稍大的时候进行手术治疗而"一劳永逸"的解决问题。其实，现在只要及时就诊专业的眼科医生就能获得较合适的处理和建议，为孩子获得较理想的治疗效果少走弯路。

3. 儿童斜视影响立体视的发育

妈妈抱着16个月大的琪琪，一脸担忧地看着医生："这么小的孩子，就做手术，她能耐受吗？可以到3～4岁时再手术吗？"医生轻声的解释道："琪琪在4个月大时就发现有内斜视了，我们诊断她是先天性内斜视，这种斜视对双眼视功能的正常发育影响很大，尽量考虑在18个月龄前手术矫正斜视，希望治疗后能获得一些立体视功能。"

斜视会影响儿童的立体视发育，越小年龄发生的斜视对儿童立体视的发育影响越大，一般在5～6岁以上发生的斜视对立体视的影响要轻微些。而且向内偏斜的内斜视比向外偏斜的外斜视对立体视的正常发育影响更大。立体视属于双眼视功能的最高级功能，要理解双眼视功能和立体视功能的重要性，就需要先了解为什么人们都有两只眼睛。

(1)我们为什么有两只眼睛？其实，通过一个小实验就能发现造物主给我们两只眼睛的妙处了：准备一个玻璃杯，几颗黄豆，站在离杯子约 50 厘米的距离，双眼同时看的时候将黄豆一颗颗扔进杯子里，是不是觉得很轻松、简单呢？但如果闭上一只眼睛试试，是不是觉得很难定位、不容易把黄豆扔进去？这就是由于我们有两只眼睛，而具有良好立体感的原因(图 13)。

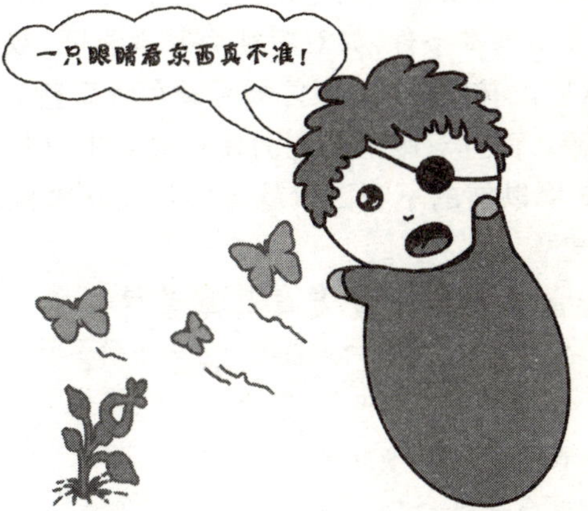

图 13

我们两只眼睛的视线能充分重叠，从而形成了双眼视觉功能，由于良好的双眼视觉功能，我们才能更准确地获得外界物体形状、方位、距离等信息，其中立体视功能是最重要、最高级的双眼视觉功能。在日常生活中，如驾驶、球类运动、上下楼梯等都离不开良好的立体视功能，一些精细作业，如使用显微镜进行眼科手术、绘画、建筑设计等尤其需要良好的立体视功能。

☆双眼视功能的生活影响

- □ 双眼视觉功能：立体视好，空间定位能力强
- □ 生活影响：运动、驾驶、精细操作影响大
- □ 职业影响：外科手术、建筑设计、绘画

(2)正常双眼视功能形成的条件：正常视功能形成需要几个基本条件，如双眼视力基本相同、双眼位置正常(即没有斜视)、双眼能同时看东西而且眼球运动协调等。而且双眼视功能的发育成熟也有年龄限制，5～6岁以前的不利因素就可能妨碍正常双眼视功能的建立。

☆正常双眼视觉发育基本条件

- □ 双眼视力水平相当
- □ 双眼眼球位置正常
- □ 眼球运动协调
- □ 双眼视线重叠范围大
- □ 幼年发育无障碍

因此，儿童斜视会影响正常双眼视功能的发育，尤其是影响立体视的正常发育，需要尽早治疗。

4. 眼睛斜视，殃及心理

4岁的薇薇从小就有明显的内斜视，但是爷爷奶奶因为担心手术风险，一直都没有手术矫正。3岁时薇薇上幼儿园了，爷爷奶奶却发现她是班上最胆小、内向的，不敢和其他小朋友玩耍，也不愿意和幼儿园

阿姨接触。爸爸妈妈忧心忡忡地对医生说:"2 岁前的薇薇很讨人喜欢,一点都不怕生,后来总被人家说有'斗鸡眼',她慢慢地也知道自己的眼睛和别的小朋友不一样,后来就渐渐地变得内向、胆小了,上幼儿园以后就更加明显了。"

眼睛是心灵的窗户,是我们对外交流的重要器官,斜视导致显著的不美观,同时社会对斜视患者的标签化,均对患者的心理健康有显著的负面影响。研究发现斜视患者普遍存在不自信、多疑和羞于与人交往的心理障碍。对儿童患者,更需要重视其心理的健康发育,一般儿童在进入幼儿园等集体生活后就会在意他人对其外表的评价了,因此对于儿童斜视患者需要尽早进行治疗,爸爸妈妈平时要注意给予合适的心理辅导(图 14)。

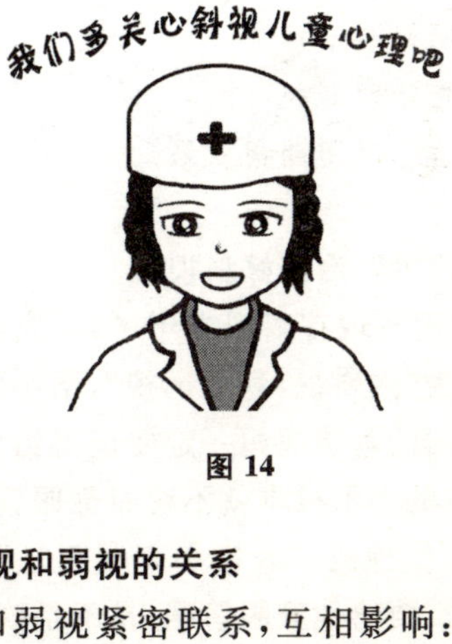

图 14

5. 斜视和弱视的关系

斜视和弱视紧密联系,互相影响:一般发病早(4～5周岁以内)的斜视会导致弱视,而且单眼的斜视更容易引起弱视，而双眼能交替偏斜的斜视较少引起弱视；相对向外偏斜的外斜视来说，向内偏斜的内斜视更容易引起弱视。

对幼儿和儿童斜视患者，首先是矫治伴发的弱视。部分严重的弱视，如由于先天性白内障导致的弱视，可能也会导致斜视，这种情况的弱视治疗好后，有些斜视也能改善。弱视治疗成功或达到预期目的后，如果还有斜视，就需要手术治疗斜视了，这样也能进一步巩固弱视治疗效果。

☆斜视和弱视的关系

□ 斜视导致弱视
√ 单眼斜视
√ 发病早的斜视
√ 向内偏斜的斜视
□ 斜视弱视都治疗
√ 一般先治疗弱视
√ 斜视治疗巩固弱视效果

6. 戴眼镜可以治疗好斜视吗

4岁的小雨发现有斜视半年了，一周前到医院检查，医生诊断为“内斜视，双眼远视”，给小雨配上了眼镜，并嘱咐小雨的爸爸妈妈一定要记得给他按时戴眼镜。可是调皮的小雨根本就不愿意戴眼镜，被折腾苦了的妈妈禁不住抱怨，“我家小雨明明是要治疗斜视的，医生为什么要给他戴眼镜啊，是不是搞错了？”

其实，佩戴合适的矫正眼镜是斜视治疗的重要步骤，通过戴镜一方面可以提高孩子的视力和治疗存在的弱视，另外也对斜视有一定的矫正作用。

(1)部分类型的斜视如调节性内斜视，主要通过佩戴屈光矫正眼镜而控制斜视，患者通过佩戴眼镜能成功矫正斜视，虽然取下眼镜时可能仍会表现出内斜视，但是大部分儿童患者随着远视度数的不断降低，成年时可以成功地不用戴眼镜就能控制斜视了。还有一类称为部分调节性内斜视的斜视，戴眼镜可以矫正部分斜视，剩余的斜视需要再通过手术矫正。另外，临床上一部分间歇性外斜视也能通过佩戴矫正眼镜而较好的控制。

(2) 除了我们常用的眼镜外，临床上还有一类三棱镜，对一些伴有复视症状的斜视患者，就可以通过佩戴合适的三棱镜眼镜达到矫正斜视、改善症状的效果。但一般这类三棱镜眼镜矫正的斜视程度有限，多适用在一些斜视度数不太大的患者或短时期地使用，对伴有明显斜视的患者一般不建议长期佩戴这种眼镜(图 15)。

7. 斜视都要手术治疗吗

除了一部分斜视可以通过佩戴矫正眼镜治疗外，大部分斜视都需要通过矫正手术治疗。临床治疗时首先会评估戴眼镜对斜视的矫正效果，然后再考虑手术治疗。另外，还有一部分斜视如由于神经麻痹或肌肉炎症等病变导致的，则需要先进行药物治疗，随诊观察治疗效果后再考虑手术治疗。

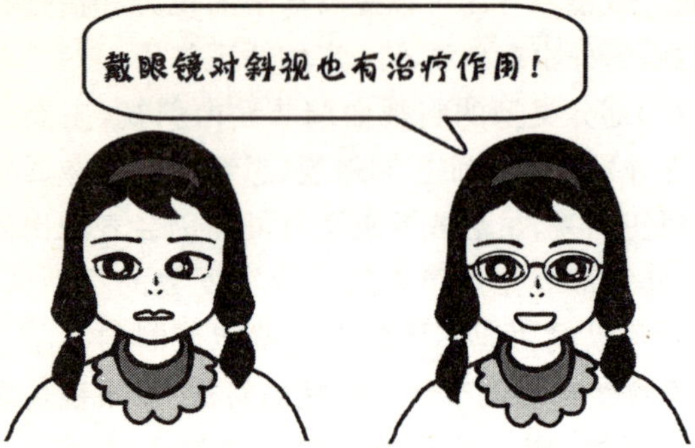

图 15

☆斜视治疗小贴士

- □ 斜视治疗概略：首先矫治弱视；评估屈光矫正眼镜对斜视作用；手术或佩戴三棱镜治疗
- □ 斜视治疗目标：恢复双眼视功能；消除症状；改善外观；缓解心理压力
- □ 父母须知：早发现、早治疗；遵医嘱配合；患儿心理疏导

六、儿童眼病：小知识、大用处

1. 眼外伤，防微杜渐真重要

看着走廊里疯跑的皮皮，妈妈永远都忘不了皮皮5岁时的一幕，几个小朋友拿着玩具枪互相对射，突然，一颗塑胶子弹射向了皮皮的右眼，伴随着他撕心裂肺的哭喊声和妈妈永远的愧疚，孩子住院治疗10多天；虽然成功地治愈了眼睛内的出血和继发的青光眼，但医生告诉妈妈皮皮右眼的视网膜由于子弹的冲击力导致受损，最好的视力也只能达到0.2。

儿童处于活泼好动的年龄，模仿能力强，但是由于各种原因对风险预知能力不足，而且也容易发生意外。所以对于儿童，尤其是特别活泼好动的儿童，强调日常生活中对眼外伤的防范非常重要。爸爸妈妈在日常生活中要不断强调、适时教育，使小孩增强风险意识，对尖利的剪刀等刀具要谨慎使用；游玩时能一定程度地把握好度，减少外伤发生；对鞭炮、烟花、玩具枪能预知风险，做到安全使用。另外爸爸妈妈也要注意妥善放置一些危险品，对酸碱化学品、腐蚀性强的、高温的物品要尽量放置在安全的位置。父母们平时也要学习一些基本的急救常识，以应对万一情况。

☆眼外伤，预防优先

√ 儿童好发眼外伤，日常防范最重要
√ 父母加强儿童的安全教育
√ 危险性游戏，须密切监护
√ 妥善放置危险性物品
√ 日常积累急救知识

2. 父母可以掌握的紧急处理措施

儿童发生眼外伤或紧急情况，爸爸妈妈掌握一定的紧急处理措施，无疑能减缓损害，争取到有效治疗时间和更好的治疗效果。如果孩子的眼睑受到外力挫伤，可以用冷的湿毛巾外敷，能减轻眼睑水肿和疼痛；如果眼睑因为炎症而红肿、疼痛，可以采用湿热的毛巾热敷，促使炎症吸收。孩子眼睛进入灰尘等异物时，切不可让小孩揉眼，而应该让他眨眨眼、促使泪水分泌，让眼泪水冲出灰尘。或者给他点用抗生素眼药水而达到冲洗眼睛的目的，处理无效时要紧急到医院就诊。如果眼睛进入酸、碱等化学物质时，首要的措施是尽快采用清水冲洗眼睛，并要在冲洗时不停地转动眼球，至少需要冲洗 10～15 分钟，然后再紧急送医院处理。

3. 早产儿，家长多用心

早产儿由于眼部发育尚未完全，尤其是视网膜血管发育不成熟，更容易发生一些影响视功能的眼病，如视网膜病变、斜视、弱视、屈光不正。对于需要持续吸氧和出生体重低于 1500 克的早产儿，特别要注意视网膜病变的早期筛查，需要在合适的时间内遵循医生建议复查，以能仔细检查眼底情况。在早产儿宝宝成长的过程中也要持续关注其视功能情况，注意宝宝日常生活中视物是否有异常现象。如果平时眼睛没有明显异常表现，也需要尽早到眼科检查，筛查有无斜视、弱视和明显屈光不正，以便能尽早处理。

☆早产儿宝宝的关照

√ 低于1500克，胎龄小于30周者，需注意
√ 有持续吸氧史者，需密切监测视网膜情况
√ 好伴发斜视、弱视、高度屈光不正
√ 注意评估视力
√ 尽早眼科筛查

4. 儿童也有白内障

怜怜1岁时由于双眼看东西无神而被家人带到医院检查，被诊断患有“先天性白内障”，随后就接受了手术治疗，并在2岁的时候再接受了一次植入眼内人工晶体的手术。现在7岁的怜怜对幼年最深刻的记忆就是每天戴眼镜、被妈妈逼着进行弱视训练和不停地到医院复查。经过不懈的努力，怜怜现在双眼的视力分别达到0.6和0.8了，医生说其实已经是相当不错的效果了。人们不禁会问，“为什么怜怜这么小就会得白内障呢?”

白内障其实不是老年人的“专利”，在各个年龄段都有可能出现不同原因引起的白内障，儿童期也有可能发生白内障，最多见的是先天性白内障和外伤导致

的白内障。由于儿童的视功能还没有发育完全，因此这时期的白内障会影响视功能的正常发育而导致弱视。尽早发现和治疗儿童期白内障对最终的视力恢复有重要影响，甚至是决定性的影响因素之一。爸爸妈妈们平时要多注意宝宝眼睛的注视能力，仔细观察瞳孔区颜色是否正常，以便能尽早发现和诊断。白内障手术后要耐心坚持弱视的治疗和训练，儿童白内障最终的视力恢复情况很大程度上取决于后续的弱视治疗效果，而这些就与父母的坚持和合作有很大关系。

☆儿童白内障的小贴士

√ 注意宝宝注视能力
√ 观察瞳孔区颜色
√ 尽早手术治疗
√ 重视后续的弱视治疗和训练

5. 泪汪汪的大眼睛，要留心

儿童如果有一双总是泪汪汪的大眼睛，父母就要多留心了。一般眼泪汪汪主要有几个原因：眼泪流出受阻（泪道阻塞、泪囊炎）、眼睛易受刺激泪水分泌过多（结膜炎、倒睫损伤角膜、先天性青光眼、葡萄膜炎等）。而其中先天性青光眼和葡萄膜炎对儿童视功能危害大，需要及时诊治；持续性的倒睫损伤角膜，也容易导致角膜透明性降低甚至继发感染而致视力降低，需要合理诊治。另外，儿童用眼过度、屈光不正等原因使眼睛总是处于疲劳紧张状态也会导致刺激后流泪增多，从而出现眼泪汪汪的。因此，父母发现孩子总是眼泪汪汪的，需要引起重视，及时就诊合理治疗，以减少可能的视力损害风险。

6. 眼球震颤怎么办

眼球不能稳定地注视目标，而总是摆来摆去地颤动，临床上就称为眼球震颤。眼球震颤大致分为两种类型：由于在2岁以内严重的眼病导致视功能发育关键时期出现障碍而致眼球震颤，称为知觉障碍性眼球震颤，如先天性白内障、先天性黄斑缺损、白化病等；另外一类眼球震颤是由于大脑控制眼球运动的神经中枢障碍，而致眼球不能稳定注视，临床称为运动障碍性眼球震颤。知觉障碍性眼球震颤由于存在发病年龄早的严重眼病，所以视功能一般都比较差，如果经过规范的治疗和训练，视力不能提高的话，日常生活中就需要多用心，注意保护现有视功能，如对于白化病的小孩，可以通过佩戴变色镜减少畏光症状和一定程度的保护视网膜。也可以就诊低视力专科充分发掘和利用现有的视功能。对于运动障碍性眼球震颤，多数小孩会采用歪头视物，如果经眼科检查确诊后，父母可在密切观察下让小孩采用歪头视物，因为这些小孩在歪头的时候视力会更好，也更容易促使视功能进一步发育，待孩子视功能发育成熟或选择合适时机，再通过手术或其他治疗措施矫正歪头。

7. 眼病也有遗传

事实上，很多眼病也会遗传，因此，对于家族中有遗传性眼病的，要特别注意检查小孩有无发病。高度近视眼具有一定的遗传性，如父母有高度近视眼，则子女近视发生和近视进展快的可能性都要大的多。另外，一些严重损害视功能的眼病，如青光眼、视网膜色素变性都有一定的遗传性。因此，家族中有类似的眼病，就应在日常生活中留意小孩眼部情况，选择合适的时机到眼科体检。另外，眼病的遗传方式也是多种多样，有条件的话，可以进行遗传基因方面的检查，能更准确的判断小孩有无遗传眼病的可能。

8. 宝宝频眨眼，妈妈心烦恼

5岁的羊羊最近2个星期总是频繁眨眼，特别是在玩电脑游戏和看电视后容易出现，每次出现眨眼时都要持续几分钟，有时眼睛眨的连脸都抽动了。每当此时，妈妈总是心烦意乱、苦恼不堪。到医院检查后发现羊羊有轻度的“干眼”，医生配了眼药水并建议室内开空调时保持一定的湿度。用药后，羊羊的频繁眨眼终于没有了，妈妈的心也终于放下了。

小孩频繁眨眼，很多爸爸妈妈都会感到心烦意乱，但又束手无策。这时，爸妈最好尽早带小孩就诊眼科，除了常规的眼科检查外，医生可能还会要求给小孩验光，了解是否有屈光不正。一般来说，小孩频繁眨眼与这几个因素有关：屈光不正、用眼过度、眼部炎症、眼部过敏、眼睛干涩、全身疲劳和环境因素。小孩有屈光不正时如果用眼过度就更容易出现频繁眨眼；另外，长期处于空调房或天气变化剧烈、空气干燥时，也容易出现频繁眨眼；而对过敏性体质的小孩来说，冬春季节或暴露在粉尘中，也容易出现眨眼。对频繁眨眼的小孩，爸妈除了要遵医嘱按时点用药物外，也需要在以下几个方面注意：控制用眼过度、改善休息睡眠和提高体质；有明显屈光不正时需要佩戴合适矫治眼镜，尤其是持续用眼时需要戴上眼镜；其次，防止室内空气过于干燥，尤其是冬春季节；另外，对过敏体质的小孩，要注意过敏原的观察和接触。

☆小孩频眨眼，爸妈多用心

√ 照医嘱用药
√ 控制小孩过度用眼
√ 保证休息、睡眠；增强体质
√ 有屈光不正时，佩戴屈光矫正眼镜
√ 保持室内空气湿度合适
√ 过敏体质者，注意过敏原的控制

七、儿童也有视疲劳

1. 电脑电视、读书写字，儿童也有视疲劳

瓜瓜 8 岁，刚上 2 年级，妈妈带他来看医生，"医生，我家瓜瓜总是揉眼睛，特别是写作业和玩平板电脑游戏时，每次不到半个小时候就要不停地揉眼睛、眨眼睛，还总说眼睛痛。"经过医生的详细检查，最后诊断瓜瓜是"轻度散光、视觉疲劳"。

现在小孩的生活模式与我们的童年时代有明显不同，他们的读写任务明显加重，而且进入电子化时代，电脑、电视、手机取代户外游戏，成为很多孩子的主要娱乐消遣方式。因此，现在小孩的眼睛负荷很大，如果有一定的屈光不正，如中、低度散光和远视，在长时间持续用眼后，就容易导致视疲劳的发生。具体体现在读写、看电视电脑等持续用眼后眼红、眼痛、频繁眨眼、揉眼，休息后多数能缓解。这种情况的治疗首先需要调整用眼负荷，增加户外运动，佩戴合适的屈光矫正眼镜。适时短时间地应用抗疲劳眼药水也有一定的治疗作用。

2. 读写困难，查查双眼视功能吧

12 岁的小丽读六年级，最近 2～3 个月总是不愿意看书、写作业，老师反映孩子抄写时常漏行，最近一个星期甚至考试时都漏题。孩子说读书写字时眼睛很容易累，看书半小时后就会出现重影、跳行、眼睛酸胀，到下午时更明显。眼科检查发现双眼视力都很好，也没有明显的近视、散光。经过视光学专科检查，发现孩子患有双眼视功能障碍(集合不足)，建议进行针对性的训练。通过2个星期的训练后，小丽的读写情况有明显改善。

我们看书写字时需要动用调节功能和集合功能，并且需要这两者能协调、密切配合，这样才能持久、舒适地远、近距离用眼。出现这两者的功能障碍或两者间关系不协调，就称为双眼视功能障碍。对学龄期的孩子来说，主要的表现是读写障碍、视觉疲劳和斜视的发生。爸爸妈妈对不愿读书写字的孩子或用眼后容易疲劳的孩子，都要考虑到有双眼视功能障碍的可能，需要到眼科的斜弱视专科或视光学专科就诊。医生会根据具体情况给出相应的处理意见和建议，爸爸妈妈需要多用心配合医生进行视觉训练和治疗。

3. 视觉有疲劳，家长早发现

视疲劳虽然不是大毛病，但影响孩子的眼部健康，容易继发眼部其他病变，如慢性结膜炎、睑缘炎等。而且，视疲劳常发生于学龄期儿童，持续的视疲劳影响孩子的学习能力和成绩，甚至还会影响孩子的学习兴趣，当孩子读书写字后眼睛不舒服、出现疲劳表现甚至看不清晰、跳行、重影等时，会严重地影响孩子的学习兴趣。此时，爸爸妈妈应该要细心观察，充分信任孩子的抱怨。因为现在孩子的学习负担重、休息时间偏少，容易发生眼睛视疲劳。而且，一些孩子可能存在双眼视功能异常等问题，这时略微过多地用眼负担就可能导致明显的眼部不适，甚至是全身不适如头痛、头晕等，“带病”坚持学习的效率可想而知了。

因此，需要爸爸妈妈平时细心观察，充分体谅孩子，以能尽早处理。

☆眼睛视疲劳小概略

- □ 持续用眼后眼痛、干涩、视力下降、眼红、酸胀
- □ 读写不清晰、双影、跳行
- □ 不能持久用眼
- □ 持久用眼后头晕、头痛
- □ 休息后能缓解

爸爸妈妈发现小孩有类似的表现后，不可武断地认为是小孩不愿学习而找的借口，需要到专业的眼科就诊，最好是进行全面的双眼视功能检查。

4. 孩子视疲劳，父母多体谅

当孩子有视疲劳时，需要父母的细心体谅和悉心照顾。要体谅小孩自己迫切学习的心情，另外，也要密切配合医生进行治疗。通常情况下医生会酌情使用一些眼药水，建议佩戴眼镜矫治屈光不正，甚至进行一些双眼视功能训练的项目。爸爸妈妈们需要按时帮小孩点用眼药水，并将学习生活环境调适的较为舒适，注意学习环境时的光线亮度，减少电视、电脑的观看时间；监督改正不良的用眼习惯，如过于近距离地看书、过度地观看手机、电脑等。需要佩戴眼镜者，要提醒他们按时戴镜，尤其在长时间用眼时。另外，对需要双眼视功能训练的孩子，有时训练项目较为枯燥，甚至有些项目会有轻度的不适，这时最好由爸爸

妈妈在旁边陪伴，不断鼓励和支持，也可以将训练项目作为家庭饭后的亲子活动之一。最后需要提醒的是，孩子身体休息充分与否和体质好坏与视疲劳的发生有密切关系，保证孩子有充足、高质量的睡眠和合适的运动量对眼睛视疲劳治疗效果有显著影响。一些运动如乒乓球、羽毛球、跑步是这些孩子很好的选择。

☆孩子视疲劳，爸妈爱儿策略

√ 尽早就诊，配合治疗
√ 控制用眼，改善习惯，调适学习环境
√ 保证睡眠，增强体质
√ 需要戴镜者，监督提醒
√ 安排合适的户外运动：球类、跑步
√ 坚持视觉训练：父母参与，孩子更合作

5. 孩子职业规划，考虑一下眼睛的情况吧

14 岁的小雨是一位勤奋的孩子，早在幼儿园时期，妈妈就给他安排了很多兴趣班，如绘画、围棋、羽毛球、乒乓球等。多年下来，在小雨顽强的坚持和妈妈对绘画的特殊情结下，小雨已经学习绘画 8 年了，但是，近年来孩子绘画学习效果不好了，特别是有关"透视"、"阴影"等环节学习得不好。一次偶然的机会小雨到眼科检查，发现有明显的屈光参差和单眼弱视，双眼视功能检查没有正常立体视能力，经医生介绍情况后，大家分析小雨最近绘画学习出现的问题可能与他眼睛没有立体视能力有关。

其实，不同的专业对眼睛的需求有所不同，在对孩子的未来职业进行规划时，不妨将眼睛的情况考虑进去。眼睛需要考虑的方面包括我们通常知道的视力水平、有无近视、屈光不正、色盲与否等。其实，爸爸妈妈们有时还需要考虑孩子的双眼视功能水平。我们知道有些专业对双眼视功能水平要求较高，如外科医生、绘画、建筑设计和一些球类运动（羽毛球、网球、乒乓球）等，这些专业要求眼睛具有良好的双眼视功能水平和优秀的立体视能力，眼睛条件能否满足需求是职业规划能否实现的前提条件之一。对一些双眼视功能障碍者，如斜视导致立体视异常者，进行外科手术的精细操作时可能就会比较困难；同样，有明显集合功能异常的人，如果从事的职业需要长时间近距离用眼，那也是一件很痛苦的事情。因此，对孩子进行专业选择和未来规划时，就有必要将眼睛的情况也考虑周全。

☆孩子职业规划，要考虑眼睛因素

- □ 视力水平：部分专业对视力有要求，甚至对裸眼视力也有较严格要求
- □ 色觉：有些专业对色觉要求高，如化工、交通
- □ 屈光不正：一般不影响；但有些明显的屈光不正，影响持续近距离用眼
- □ 双眼视功能：精细操作要求双眼视功能好，如外科手术、球类运动

八、儿童配镜早知道

1. 不能拒绝的“散瞳”药

不少孩子的父母会抗拒“散瞳”验光，但是又有多少人真正了解“散瞳”呢？目前，“散瞳”验光普遍应用于10周岁以下的儿童屈光不正者，由于儿童的调节能力强，验光时如果不放松调节、散大瞳孔，睫状肌的调节作用仍很强，会影响验光结果的准确性。这时近视眼的度数会检查结果偏高，远视眼的度数会检查结果偏低，从而不能检查出儿童的确切度数，所以对儿童来说，“散瞳”验光是很有必要的。

散瞳药物对孩子来说是安全的，散瞳的目的是为了使验光更为准确，因此，爸爸妈妈不必过于担心。目前的散瞳药物主要有阿托品（商品名：迪善）、环戊通（商品名：赛飞杰）和托比卡胺（商品名：双星明）。用药后使调节放松、瞳孔变大，会导致孩子看近的东西不清楚、眼睛怕光。阿托品是目前最为常用的散瞳药，它的作用时间长，一般可持续2～3周，而且也有一定的不良反应，如点眼后全身吸收过多会出现脸红、发热，所以爸爸妈妈务必掌握正确的使用方法。环戊通常用于在医院的快速散瞳，恢复时间快、散瞳效果好，一般用于近视儿童的散瞳验光。托吡卡胺的散瞳效果不如以上两种药，但恢复时间最短，对患儿的影响最小。

☆"散瞳"验光药物一览表

√ 散瞳药:放松调节、验光准确

√ 阿托品:作用强、持续时间2~3周、怕光明显

√ 环戊通:快速、效果好、恢复时间2~3天

√ 托吡卡胺:快速、调节放松作用弱、恢复快1天

2. 使用散瞳药物时,家长要知道

阿托品眼用凝胶是目前最常用的散瞳药物,爸爸妈妈务必掌握正确的使用方法,以能取得最佳效果:

(1)通常使用3天(特殊情况遵照医嘱),每天早晚各点眼一次,第四天到医院复查;

(2)使用时,让孩子躺下或头部后仰,轻轻拉开下眼睑,点入一滴阿托品眼用凝胶,让患儿闭眼休息;

(3)立刻于双眼内眼角鼻根部按压5~10分钟,以减少阿托品全身吸收而引起的不良反应。

使用阿托品眼用凝胶的注意事项:

(1)不慎涂抹到眼睑皮肤上的药物需及时擦拭干净以避免皮肤吸收;

(2)用药期间多喝水,由于瞳孔散大会怕光,故外出可佩戴太阳镜或遮阳帽;

(3)孩子散瞳后看近处会模糊不清,故需减少近距离用眼的时间,少看电视电脑,家长需加强看护以免孩子跌倒碰伤;

(4)如果药物使用过量或吸收过快会引起脸部

发红、发热、口渴等不良反应，多喝水并密切观察，若两小时内症状减轻或消失可继续用药，若症状无改善或继续加重，应立即停药并咨询医生；

(5)阿托品药物作用时间较长，用药后大约 3 周瞳孔才能恢复正常，但因个体差异，孩子恢复时间也会有所不同，均属正常，恢复后不会对眼睛产生任何不良影响。

☆家长护理小知识

√ 用药后按压双侧内眼角 5～10 分钟，减少全身吸收

√ 少晒太阳多喝水

√ 看近不清多休息

√ 脸红发热勤观察

√ 遇有问题联系医生

3. 让孩子爱不释手的儿童镜架

如今的孩子都很有主见，会选择自己喜欢的镜架。儿童镜架的款式新颖、色彩鲜艳、种类繁多，如果父母和孩子对儿童镜架的材料和类型有一定的了解，选择起来会方便不少。

儿童镜架，根据材质的不同，可分为以下几种：板材架、TR90 架、钛金属架、普通金属架。它们各自有着不同的特点(表 3)。

表 3　儿童镜架简介

材质	优点	缺点
板材架	不易变形变色，经久耐用，稳固性好，镜架可以调整	重量相对不够轻
TR90 架	弹性大、韧性强，不易断裂，运动安全性高，重量特别轻，价格不高，	部分镜架外层涂漆受汗液腐蚀后容易剥落，影响美观
钛金属架	重量轻，硬度高，不容易生锈，不容易过敏	价格相对高
普通金属架	价格相对便宜	偏重

儿童镜架按照类型来分，可以分为全框架、半框架、无框架。建议儿童尽量选择全框架，因为比较安全、牢固，符合小朋友活泼好动的天性。

4. 儿童镜片知多少

爸爸妈妈们可能不知道，外观上看起来一样的镜片，其实材质可是大有不同的哦。镜片的材质主要分为树脂镜片和玻璃镜片。

树脂镜片重量轻、耐冲击性好，相对玻璃片更安全，佩戴更舒适，虽然镜片硬度没有玻璃镜片好，而且也更易磨损，但是总体上考虑，对于儿童而言首选还是树脂镜片。

树脂镜片根据折射率的不同可以分为以下几种：1.50，1.56，1.60，1.67，1.74。折射率越高，镜片的厚度就越薄，但具体情况还是要参照具体的度数而言。

给孩子选择镜片时，可以根据不同的度数选择不同折射率的镜片：

低度数（3.00D 以下）：可以选择 1.50 和 1.56

的镜片；

中度数(3.00～6.00D)：可以选择 1.56 和 1.60 的镜片；

高度数(6.00D 以上)：基本都要选择 1.60 及以上的镜片。

需要注意的是，对于高度远视的镜片(＋6.00D 以上)一般建议选择定制片，因为可以制成特殊的镜片直径，这样镜片做出来就会更薄，眼镜配出来的整体效果会更好。

根据镜片的设计，还可以分为球面和非球面镜片两种。

球面镜片从周边看物体时有扭曲的现象，限制了佩戴者的视野，在光学上不可避免地存在球面像差的视觉缺陷，而非球面镜片能将镜片边缘像差减到最低。而且非球面镜片的重量更轻，看上去更为自然、美观。因此度数较高的情况时，建议可以选配非球面镜片。

☆镜片小知识

□ 材质：

√ 树脂镜片：轻、安全

√ 玻璃镜片：重、破裂呈碎片

□ 折射率：折射率越高，镜片越薄

□ 设计：

√ 球面设计：周边变形

√ 非球面设计：周边更好

5. 如何给儿童选眼镜

儿童选择眼镜时首先要看佩戴是否稳固舒适，其次，也要结合镜片的厚度选择合适的尺寸和形状，最后才是考虑是否美观。

(1)怎样的镜架才能佩戴稳固呢？镜架佩戴是否稳固主要从以下三个方面考虑：

鼻托：镜架上和鼻子接触的塑胶托，选择的时候要注意鼻托在鼻梁上能否稳定支撑，孩子低头或头部晃动时眼镜架会不会滑落。对于鼻梁不高或者睫毛较长的小朋友，尽量选择有活动鼻托的镜架，佩戴时就可以根据需要进行调整。

镜圈：镜圈的大小能决定眼镜的大小，镜圈如果超过脸部就会偏大，而导致佩戴不稳，如果镜圈太小，又会导致两侧的镜腿外张，使眼镜佩戴过紧而影响舒适度。

镜腿：适合儿童的眼镜应是两侧镜腿舒服贴服于脸侧皮肤，或者留有一点空隙，可避免因儿童生长发育快，眼镜没戴多久就变得太小了。对于可以调整的镜架，则可以把镜腿后方调弯点，从而使佩戴更稳固；对于无法调整的镜架，可在镜腿后方配上耳钩，但前提是选择的镜架大小较合适，对过大或过小的镜架，即使配上耳钩，效果也是不太理想。

(2)什么样的镜架佩戴起来会比较舒适呢？毫无疑问，越轻的镜架戴起来肯定越舒适，比如钛架、TR90 架都是目前比较轻的镜架。除了镜架的重量外，还应根据孩子的度数来选择合适的镜架。

低度数——对镜架的尺寸要求不高，只要儿童戴起来大小合适和舒适即可。

中高度数——需要结合考虑镜架尺寸和瞳距，镜架尺寸就是每副眼镜镜腿上标注的镜架大小，镜架尺寸的表示方法如下：48□16，所选镜架方框前后2个数字加起来比孩子的瞳距大2～4毫米就认为是比较合适的尺寸了。

(3) 戴什么样的眼镜看起来更美观？通常会根据儿童的肤色、脸型、性格等特征来选择镜架。但要注意的是，特殊的屈光度，比如高度远视、高度近视、高度散光等，在镜片加工后，会影响眼镜的整体外观效果的（图16）。

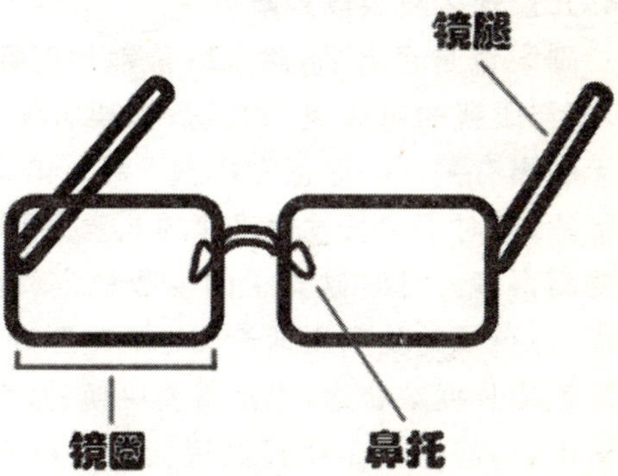

图 16

☆儿童眼镜选择—镜架

□ 佩戴稳固性
√ 鼻托：是否稳定、低头是否移动
√ 镜圈：大小是否合适
√ 镜腿：宽度是否合适、佩戴是否稳定
□ 佩戴舒适性
√ 重量：轻便就好
√ 牢固：注意牢固性，全框架
□ 美观

6. 儿童什么时候该换眼镜

一副眼镜是否合适，除了眼镜镜片度数合适与否外，还与眼镜的瞳距是否合适、镜架有无变形、镜片有无磨损有关。一般正常状态下每 2 年需要更换一次镜片，但对于生长发育迅速的儿童，更换眼镜的频率要高得多。有时候孩子的度数稳定、镜片也没有磨损，但孩子的脸部逐渐长大导致瞳距变大，此时就算眼镜镜片度数合适，也是需要更换的，否则会导致戴镜不适，甚至产生明显的视疲劳。对于儿童来说，每 3～6 个月复查一次是合适的，根据检查结果判断是否需要更换眼镜。

7. 儿童能戴隐形眼镜吗

儿童能否佩戴隐形眼镜呢？有些儿童戴框架眼镜无法维持正常的视力或视功能，则可以选择佩戴隐形眼镜。尤其是以下几种情况：

(1)屈光参差：两眼的屈光度数相差超过 250 度

以上，戴框架眼镜将会导致双眼物像融合困难；

(2)不规则散光：最好佩戴硬性隐形眼镜，矫正角膜散光，提高视觉质量；

(3)高度屈光不正(高度近视、远视、散光)：隐形眼镜对物像的改变程度比框架眼镜小得多，视物的范围比框架眼镜广，对高度屈光不正的矫正效果优于框架眼镜；

(4)进展性近视：可以选择硬性隐形眼镜，其对近视可能有一定的控制作用。

儿童佩戴隐形眼镜一般情况下首选硬性隐形眼镜(RGP)，与软镜相比，硬镜具有更高的透氧性，对眼睛的影响要更小，发生感染的几率也更低。但硬性隐形眼镜的价格高，适应时间也较长，而且镜片较容易丢失。此外，隐形眼镜需要严格的日常护理和每日取戴，对儿童来说，操作和护理上可能需要父母的耐心帮助。

8. 太阳镜，保护烈日下的孩子

现在很多家长出门都会想到给孩子戴上一幅太阳镜，既能防晒遮阳又时尚。然而，太阳镜佩戴不当也容易引起一些眼部问题。在阴天、室内光线暗等情况下就没有必要给孩子戴太阳镜，否则可加重孩子眼睛调节的负担，从而容易引起眼疲劳和视力减退。对于视觉系统发育尚不完善的婴儿、低龄儿童等不宜佩戴太阳镜，以免因入眼光线过少导致弱视的发生。

太阳镜按用途一般可分为遮阳镜、浅色太阳镜和特殊用途太阳镜三类。

遮阳镜顾名思义是作遮阳之用，人在阳光下通常要靠调节瞳孔大小来调节光通量，当光线强度超过人眼调节能力，就会对人眼造成伤害。所以在户外活动场所，特别是在夏天，许多人都采用太阳镜来遮挡阳光，以减轻眼睛调节造成的疲劳或强光刺激造成的伤害。

浅色太阳镜对太阳光的阻挡作用不如遮阳镜，但其色彩丰富，适合与各类服饰搭配使用，有很强的装饰作用。

特殊用途太阳镜具有很强的遮挡太阳光的功能，常用于海滩、滑雪、爬山、高尔夫等太阳光较强烈的野外，对抗紫外性能等指标有较高的要求。

太阳镜镜片的颜色种类多样，有灰色片、茶色片、绿色片、黄色片、蓝色片等。不同颜色的太阳镜对光线的滤过作用各不相同，选购时需要仔细考虑。

目前的太阳镜市场品种繁多，产品质量参差不齐，质量不合格的太阳镜不但起不到遮挡阳光的作用，还会对眼睛造成损害。建议要到正规的医疗机构或者有品质保证的眼镜店购买。

九、儿童视力呵护,有心还要有力

娇嫩的眼睛需要我们用心地呵护,通常认为环境因素和个体的行为生活方式对眼睛健康影响最大,营造良好的社会、心理环境和采取适当的行为生活方式才能有力的呵护眼睛。不同年龄段儿童的生活、眼部特点和用眼方式有所不同,需要采取针对性的保健措施。

1. 新生儿的眼睛保健

新生儿刚刚离开母体来到一个全新的世界,眼睛需要适应外部环境的变化。此时宝宝视力较低,还没有稳定的注视能力,但对光线刺激有反应。该年龄段的眼保健主要是为宝宝提供良好的视觉环境和筛查新生儿期或先天性眼病。

爸爸妈妈要特别注意观察新生儿双眼大小:过大或过小都应引起重视;眼球位置是否对称;尤其要注意角膜是否透明;瞳孔是否透明,有无异常颜色。对于早产儿(孕<30 周)和低体重儿(<1500 克)不管是否有持续吸氧史都应注意筛查视网膜有无病变。

在宝宝清醒时应予其适宜的光线刺激,以利于宝宝视网膜功能的发育,光线以柔和、不刺眼为宜。由于新生儿还没有稳定的注视能力,此时宝宝还不会凝视目标，但对光线刺激有反应，而且对红色反应最大，因此爸妈早期可以用红色的气球缓慢移动吸引宝宝双眼注意力，观察其视觉反应、锻炼宝宝的眼球运动和促进视功能发育。宝宝这时候的眼部还没有发育完善，对于过强的光线刺激可能导致视网膜损害，因此，照相时尽量不要在近距离使用闪光灯（图 17）。

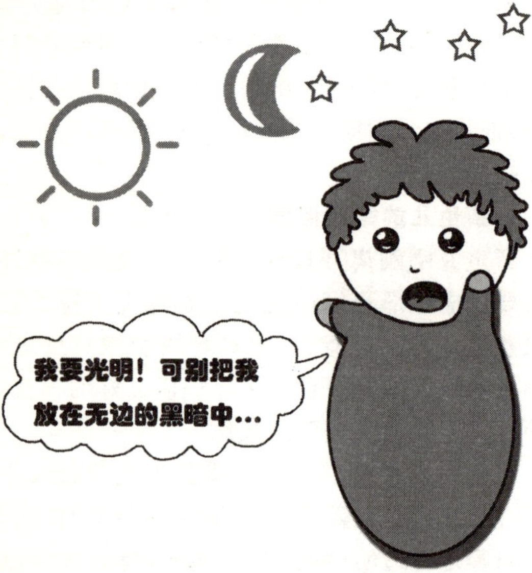

图 17

☆新生儿眼保健小贴士：

- □ 早产儿的关照：注意筛查早产儿视网膜病变
- □ 产道感染的预防：合理用药
- □ 眼睛保护：注意清洁卫生，紫外线消毒时保护眼睛
- □ 良好视觉环境：适宜光、色彩刺激，促进视网膜功能发育；避免过强光线：闪光灯
- □ 新生儿或先天性眼病筛查：眼部观察：大小、位置、色泽、光照反应；注视能力：红色物体好评估

2. 学龄前宝宝的视力保健

学龄前、婴幼儿时期是眼球结构生长发育最快的时期，眼球增大明显；也是功能发育完善的关键时期，在这个年龄段宝宝的视功能迅速发育，到5～6岁时视力可达到成年水平。

这段时期要特别注意监测幼儿的视力发育水平，由于幼儿自我表达能力不足，父母有时难以及时发现其异常，因此需要带宝宝适时筛查，以便尽早发现视力异常而能早期处理。该年龄段的幼儿用眼逐渐增多，斜视等眼位异常会逐渐表现出来，需要父母仔细观察，以早期发现异常。另外，幼儿好动且活动范围渐增大，对外面世界充满好奇而缺乏预知风险能力，因此父母需要特别防范和发现外伤导致的眼部损害。

父母们可以通过仔细观察宝宝日常生活细节以

评估其视力好坏：如果宝宝看电视、看书等用眼时经常偏头、斜眼等，或持续用眼后就眼红、频繁揉眼等，这种情况就要注意宝宝的眼睛了，最好到眼科去检查。平时可注意观察宝宝两只眼睛是否对称，若宝宝存在阳光下眯眼、喜欢闭上一只眼睛视物等情况，提示有斜视的可能，需要到眼科检查。另外，平时可通过游戏等方式分别遮住宝宝的一只眼睛，评估宝宝单眼的视力状况，通过这种方法可以早期发现单眼的视力障碍。最后，更重要的是爸爸妈妈们要从思想上重视常规体检筛查的重要性(图 18)。

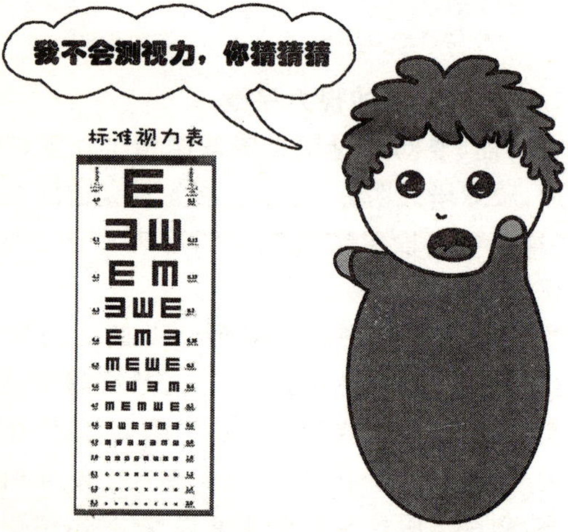

图 18

☆学龄前宝宝日常眼保健小贴士

□ 视力监测：

√ 通过观察评估视力水平

√ 眼部检查评估影响视力的不利因素

□ 眼位监测：

√ 注意眼位是否对称

√ 留心用眼视物时眼位情况

□ 眼外伤预防：

√ 加强幼儿安全教育

√ 加强父母安全意识：剪短自己和幼儿指甲、杜绝危险玩具、妥善放置危险物品、掌握紧急情况处理措施

□ 生活方式教育：适当户外活动，减少观看电脑、电视

□ 合理营养饮食：保持营养平衡

3．学龄期儿童的视力保健

眼的结构发育基本完成，此时期为功能发育的敏感期，容易受内外因素影响。

屈光状态的变化最为显著，容易向近视发展。学习等近距离用眼负担增加，且易受不良用眼习惯影响，容易产生视觉疲劳和近视。喜模仿他人行为、充满探索精神而缺少防范危险的意识，极易发生眼外伤：游戏误伤、刀剪和玩具枪弹所致的严重眼外伤、燃放烟花爆竹的严重眼外伤。也容易发生一些眼表疾病：感染性结膜炎、过敏性结膜炎等。

爸爸妈妈对这个时期的儿童视力保健最需要做的是合理安排用眼，尽量减少长时间的近距离用眼，养成良好的书写、阅读姿势。其中，正确的书写姿势尤为重要，这时期的孩子容易形成不正确的书写姿势，而且其影响将是长久的。父母合理安排儿童寒暑假的时间显得尤为重要，临床工作中发现学龄期儿童在寒暑假时近视加深尤为迅速，很重要的一个原因就是这些儿童在假期内缺乏合理安排而沉溺于无节制的阅读、看电视、玩电脑等近距离用眼活动中。此外，教育儿童掌握一定的生活安全知识是很有必要的，特别是在节假日时父母要多留心注意孩子的安全(图 19)。

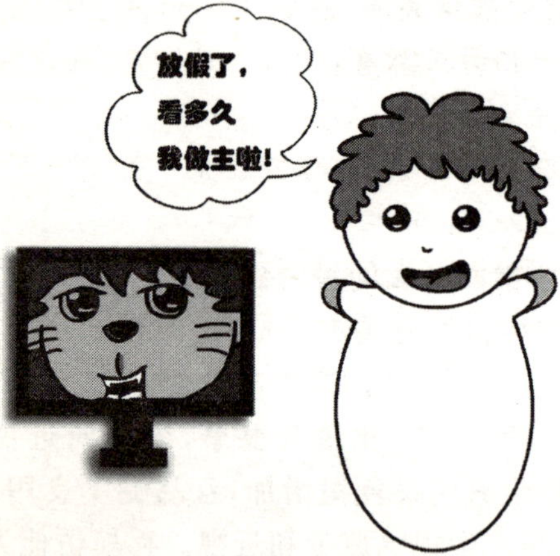

图 19

☆学龄期儿童日常眼保健小贴士

□ 基本用眼卫生教育：良好视觉环境和用眼习惯：光线、书桌椅、用眼时间、读本纸张

□ 感染性眼病的预防：卫生清洁

□ 预防视频疲劳：电视、电脑合理观看

□ 眼外伤预防：加强安全教育

□ 父母安全意识：杜绝危险玩具、妥善放置危险物品、掌握紧急情况处理措施；化学伤紧急冲洗眼部

4. 儿童眼睛异常早发现

宝宝的眼睛健康，需要我们用善于发现问题的眼睛去仔细观察，需要我们用心去关照。日常生活中可从以下几个方面实施。

☆父母爱儿小贴士

□ 家族史评估：家族中有儿童时期即发生的眼病；或明确的遗传性眼病

□ 视力评估：定期监测视力；年幼者则观察能否轻松看清

□ 日常表现：观察用眼时姿势、距离；有无频繁揉眼、眨眼、红痛等；双眼是否对称、协调

□ 日常措施：合理安排用眼；重视户外活动；加强安全教育

□ 做个好家属：积极配合医生治疗；用心学习专业知识；切实遵照医嘱执行；重视随诊复查

十、健康用眼小指南

1. 读书写字，爱你也怕你

爸爸妈妈们都重视宝宝的早期教育，现在儿童开始读书写字的年龄越来越早，孩子们在增长知识的过程中，不可避免地也增加了罹患近视和视疲劳的可能。父母们尤其要注意的是需要培养孩子良好的阅读习惯，以尽可能减少不良影响。首先是控制持续阅读的时间，对3岁以内的宝宝，持续阅读时间应控制在15分钟内，然后爸爸妈妈就要引领宝宝暂时离开书本；对3～6岁的宝宝，每次阅读持续时间应控制在30分钟以内；6岁以上的儿童，持续阅读时间也应控制在40分钟左右。

给3岁以内宝宝买的读物尽量选取图画较多、较大、色彩较鲜艳的。由于此时的宝宝手部力量较小，看书时容易将书贴得较近，要注意保持好阅读距离，必要时可由爸妈帮忙扶好书，宝宝涂鸦时可选择容易出墨的笔。读书、涂鸦时注意照明光线，以我们感觉舒适轻松为宜。

3岁以上的儿童读书写字的时间逐渐增多，这时父母要特别注意正确姿势和学习习惯的养成。读书姿势主要是把握好书本距离、身体姿势和桌椅高度这几个因素，如图20所示。其实，父母们应该为自己的宝宝准备一套适合其不同年龄的书桌椅，以保证其能养成正确的读写姿势。

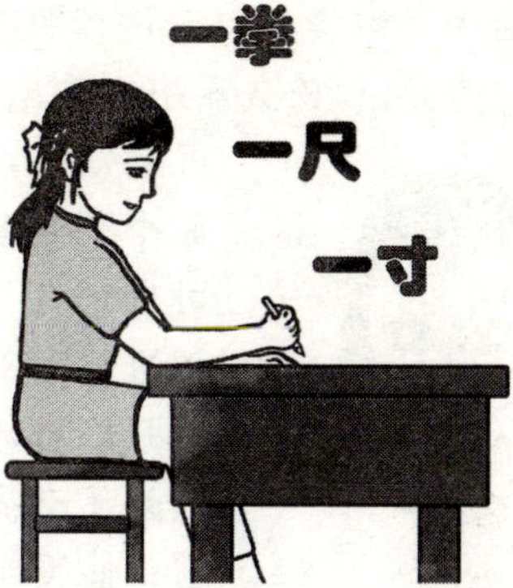

图 20

另外，对于学龄期儿童，良好的学习习惯也相当重要，爸爸妈妈们需要注重提高其学习效率，以减少其近距离用眼时间，由于今天的儿童学习负担都较重，孩子能高效地完成学习任务，才能保证充足的户外游玩时间和睡眠时间。

读书写字时光线要求充分，以感到舒适为宜。台灯可选择一些没有闪烁感的产品，最好是能调整照射角度和亮度的台灯；其次，对读物纸张也需要注意，尽量少用那些纸张反光明显的读物，这种纸张的读物更容易引起儿童视疲劳；如果可以的话，可选择黄色纸张的读物，对青少年和成人的研究发现，黄色纸张的读物能减少阅读时的调节需求，减少视疲劳的发生。学龄期儿童的读物尽量选择字体较大的儿童读本，父母要合理安排阅读频度，可以适时的安排一些亲子游戏等，以努力使其暂时离开书本。

2. 眼睛按摩自己来，给眼睛放个假

日常生活中可以尝试自己进行眼部按摩，能一定程度缓解视疲劳，放松久看书本和电脑电视等视屏的双眼，自己给眼睛放个假吧！爸爸妈妈可自己动手尝试给孩子进行眼部按摩，能使其眼部更舒适，还能增加亲子交流，在紧张学习中偷得半点闲暇呢。以下为临床中应用的一种能缓解视疲劳的简单易懂的眼部穴位按摩操（图 21）。

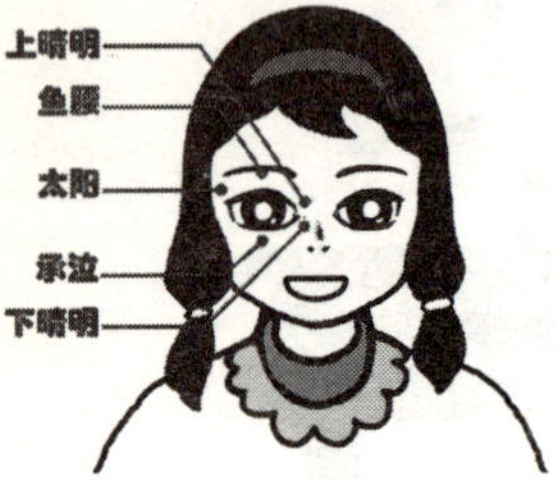

图 21　眼周穴位图

☆眼部穴位按摩操

☐ 总则：按摩时双眼自然闭合，依次按摩眼睛周围穴位

☐ 要求取穴准确，手法轻柔，以局部有酸胀感为度

☐ 用拇指和食指由内向外拿捏眉弓 5～10 次

☐ 按揉睛明穴（鼻根部双眼内角正中凹陷处），承泣穴（瞳孔正下方眶缘凹陷处）、太阳穴（眉梢和外眼角中央向后一横指凹陷处）和合谷穴（虎口处），上述穴位各按二十次

☐ 双手掌心来回对搓热，用掌心轻压眼球 3～5 次

☐ 眼球顺时针、逆时针旋转 20 次，每次在 3、6、9、12 点位各停留 1 秒钟

☐ 闭目养神、全身放松 2 分钟

3. 握好笔、写好字

写字时握笔正确与否明显影响书写姿势，不正确的握笔方法会使眼睛离书本的距离变近，从而易致视疲劳和近视。儿童最常见的错误握笔方式是握笔部位太靠近笔尖，导致书写时笔尖被手指遮挡，而迫使其需要歪头并且要过于靠近书本才能看到自己的笔尖，久而久之容易出现视疲劳和近视。而且儿童时期养成的握笔姿势将难以改变，因此，爸爸妈妈要注重儿童正确握笔姿势的培养。同时，父母们也要注意选取那些儿童书写顺手的笔，不宜选用那些过重和出墨过涩的笔，铅笔太短了也要及时更换（图22-1，图 22-2，图 22-3）。

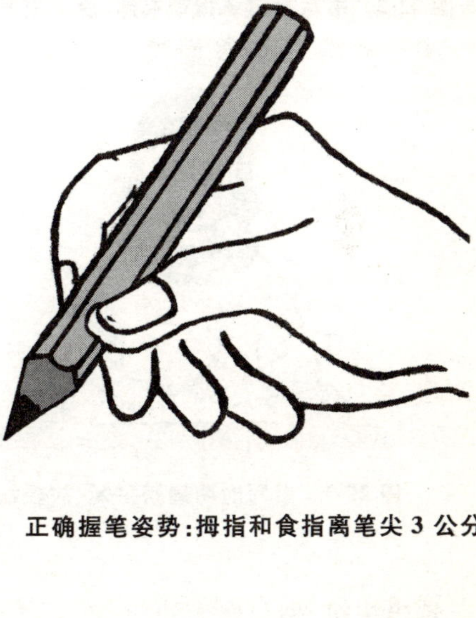

图 22-1　正确握笔姿势：拇指和食指离笔尖 3 公分

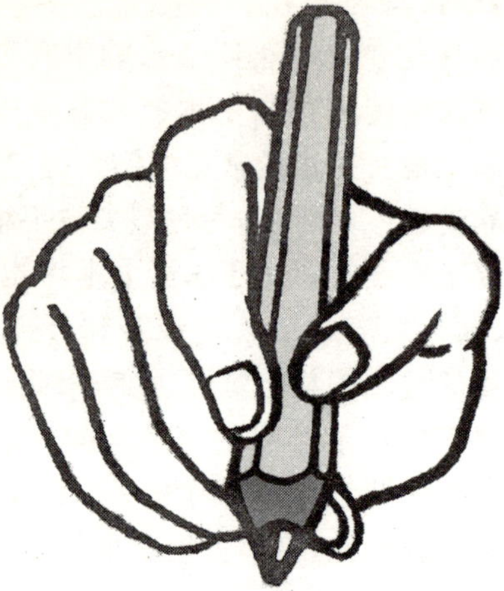

图 22-2　书写时前 3 指带笔走,后 2 指要稳定

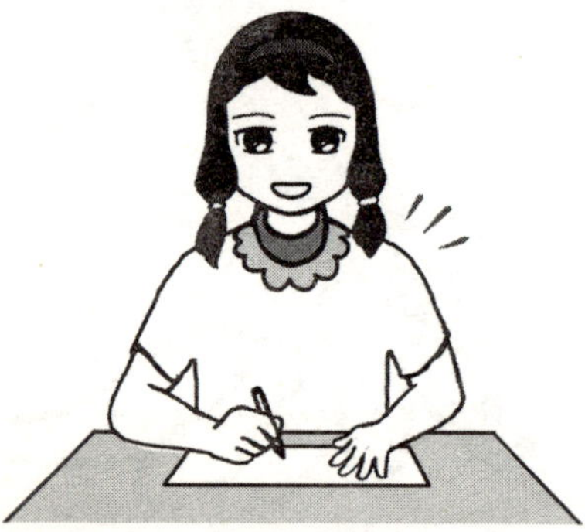

图 22-3　书写时两肩膀平衡、放轻松

4. 选电视机,别只选大的

今天的电视机尺寸越来越大,功能也是五花八

门，挑选电视机时难免眼花缭乱、难以适从。对于家有儿童的父母们来说，挑选电视机时也需要考虑到宝宝视功能保护的因素。最需要考虑的因素包括电视机的大小要和客厅或房间匹配，并且需要了解所购买的电视机的最佳观看距离，另外，电视机的其他参数如分辨率、亮度和对比度、可视角也是需要着重考虑、认真观察的重点。

一般来说，安全的电视观看距离为电视机对角线长度的3～5倍，例如32吋的电视机，最好的观看距离在2.5～4.0米（32×2.54×3～5，1吋＝2.54厘米）。因此，选购电视机时需要充分考虑客厅的大小：3米以内的直线距离，可选择25～32吋的电视机；3米左右的可选择29～34吋；4米左右的可选择35～43吋的；4米以上的可选择43吋以上的。当然，根据客厅大小选购电视机后，还要管住儿童的实际观看距离。电视机的可视角大小也很重要，尤其对日益普及的液晶电视更需要关注，可以在选购电视机时从不同角度观看，仔细比较、了解其可视角的范围。

电视机安放高度也要注意：安放过高使观看时视线总是向上，容易导致眼睛干涩和视疲劳；安放过低，又容易导致颈部肌肉紧张；最佳的高度是电视机中心位于视线略偏下处，这样更容易保持观看电视时眼部舒适。因此，安放电视机时需充分考虑到家中儿童的观看高度。

观看时环境灯光要适宜，不可在过于黑暗的环境中观看电视，因为这样更易导致视疲劳，也不可在过于明亮的环境下观看。电视机镜面不宜有明显反光，最好在观看的房间内保持有一盏灯开亮（图 23）。

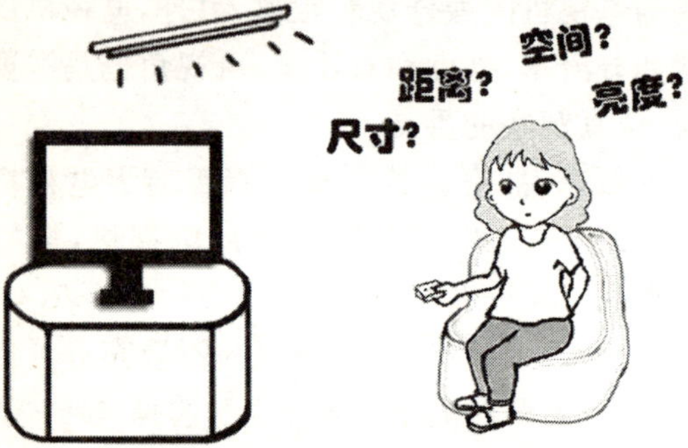

图 23